Frank Löser

Der Sanddorn

Herkunft, Anwendung
&
Rezepte

DEMMLER VERLAG

Titelfoto: Sanddorn auf der Insel Rügen, Mirco Boy, Binz
Fotos: Siehe Fotonachweis S. 122

Für die freundliche Unterstützung bei der Herausgabe dieses Buches möchten wir uns ganz herzlich bedanken bei der Christine Berger GmbH& Co.KG, Werder und bei der Sanddorn Storchennest GmbH, Ludwigslust bei Herrn Frank Spaethe. Besonderer Dank gilt auch Herrn und Frau Quaß, die eigens für den Rezeptteil des Buches Sanddornspeisen zubereitet haben.
Alle in diesem Buch enthaltenen Angaben sind sorgfältig erstellt worden. Gleichwohl ist darauf hinzuweisen, dass es von Fachleuten unterschiedliche Sichtweisen und Einschätzungen zum Sanddorn gibt. Eine Garantie bzw. Haftung kann daher vom Verlag und Autor nicht übernommen werden.

Bahnhofstraße 36
19057 Schwerin
Tel./Fax: 03 85 / 48 44 979
kontakt@demmlerverlag.de
www. demmlerverlag.de

Grafische Gestaltung: Matthias Krempien, Grafikdesigner (HBFS)

Satz und Layout: Matthias Krempien, Grafikdesigner (HBFS)

Druck und Verarbeitung: Druckerei zu Altenburg GmbH

ISBN 3-910150-71-3

Inhalt

Zum Geleit

Der Sanddorn wird auf Grund seines hohen Vitamin C-Gehaltes und weiterer gesundheitsfördernder und heilender Inhaltsstoffe auch die Zitrone des Nordens genannt.

Besonders in den letzten Jahren hat die Vielfalt an Sanddornprodukten zugenommen. Marmeladen, Konfitüren, Gelees, Weine und Liköre, Tee, Säfte und Bonbons gehören ebenso dazu wie Kosmetikprodukte wie Seife, Cremes und die verschiedensten Mittel zur Körper- und Schönheitspflege.

Das Interesse an mehr Wissen über dieses besonders für den Norden typische Gehölz und insbesondere seiner Beeren wächst von Jahr zu Jahr. Dies veranlasste den Verlag, ein Buch dem Sanddorn zu widmen.

Der Sanddorn mit seinen kurz vor der Erntezeit weit leuchtenden gelben, orangefarbenen bis roten Beeren prägt die Küste Mecklenburg-Vorpommerns. Hier wächst er besonders gut und ordnet sich neben den weiteren regionaltypischen Gewächsen wie den wilden Heckenrosen und dem Ginster in ein harmonisches Gesamtbild der Natur ein.

Die Urheimat des Sanddorns ist der asiatische Raum. Von hier zog er wie ein breites Band durch eiszeitliche Verschiebungen bis nach Europa.

Schon die alten Griechen kannten und nutzten die besondere heilende Wirkung des Sanddorns. Bei den Tibetern war Sanddorn Bestandteil der medizinischen Versorgung für Mensch und Tier.
Der berühmte Dschingis Khan soll auf seinen Eroberungszügen stets eine Flasche des wertvollen Sanddornöls in seinen Satteltaschen verwahrt haben.
In den skandinavischen Ländern wurde Sanddorn u.a. schon sehr früh zum Würzen von Speisen verwendet.

Doch der zielgerichtete Anbau von Sanddorn und die Nutzung und Verwertung war häufig nur regional begrenzt.

Vieles ist in Vergessenheit geraten. Manche Tradition hat aber auch die Zeiten überdauert.

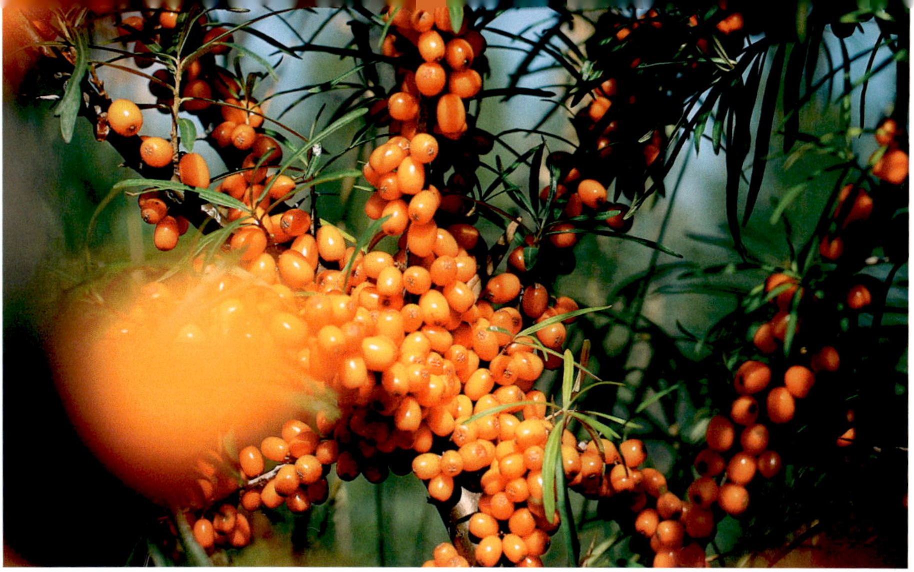

Mit der Zunahme bewusster Ernährung und der Nutzung natürlicher Produkte in den letzten Jahren erfreut sich Sanddorn immer größerer Beliebtheit.

Das Angebot von Sanddornprodukten erweitert sich von Jahr zu Jahr. Dazu gehören inzwischen auch allerlei Zubehör wie Tassen, Teller, Tabletts mit Sanddornmotiven.

Doch sind Sanddornprodukte vor allem vielfach in Spezialläden, wie Bio- und Hofläden sowie Reformhäusern zu finden.

So möge auch dieses Buch mit dazu beitragen, die besondere gesunde und heilende Kraft des Sanddorns wieder neu zu vergegenwärtigen und weiter zu beleben.

Der Rezeptteil des Buches gibt sicher auch den Kennern und Liebhabern von Sanddorn so manche überraschende Anregung und die Neuentdecker werden erkennen, dass Sanddorn den Küchenzettel wesentlich bereichern kann.

Der Verlag setzt mit diesem Buch seine Reihe zu Kultur- und Nutzpflanzen fort, in der bereits ein Buch über Wildpflanzen für Küche und Hausapotheke erschienen ist, das sich ebenso großer Beliebtheit erfreut.

So sind wir auch für manche Anregungen dankbar und hoffen dazu beitragen zu können, dass noch stärker als bisher die reichen Schätze der Natur genutzt werden.

Schwerin, im Juli 2007

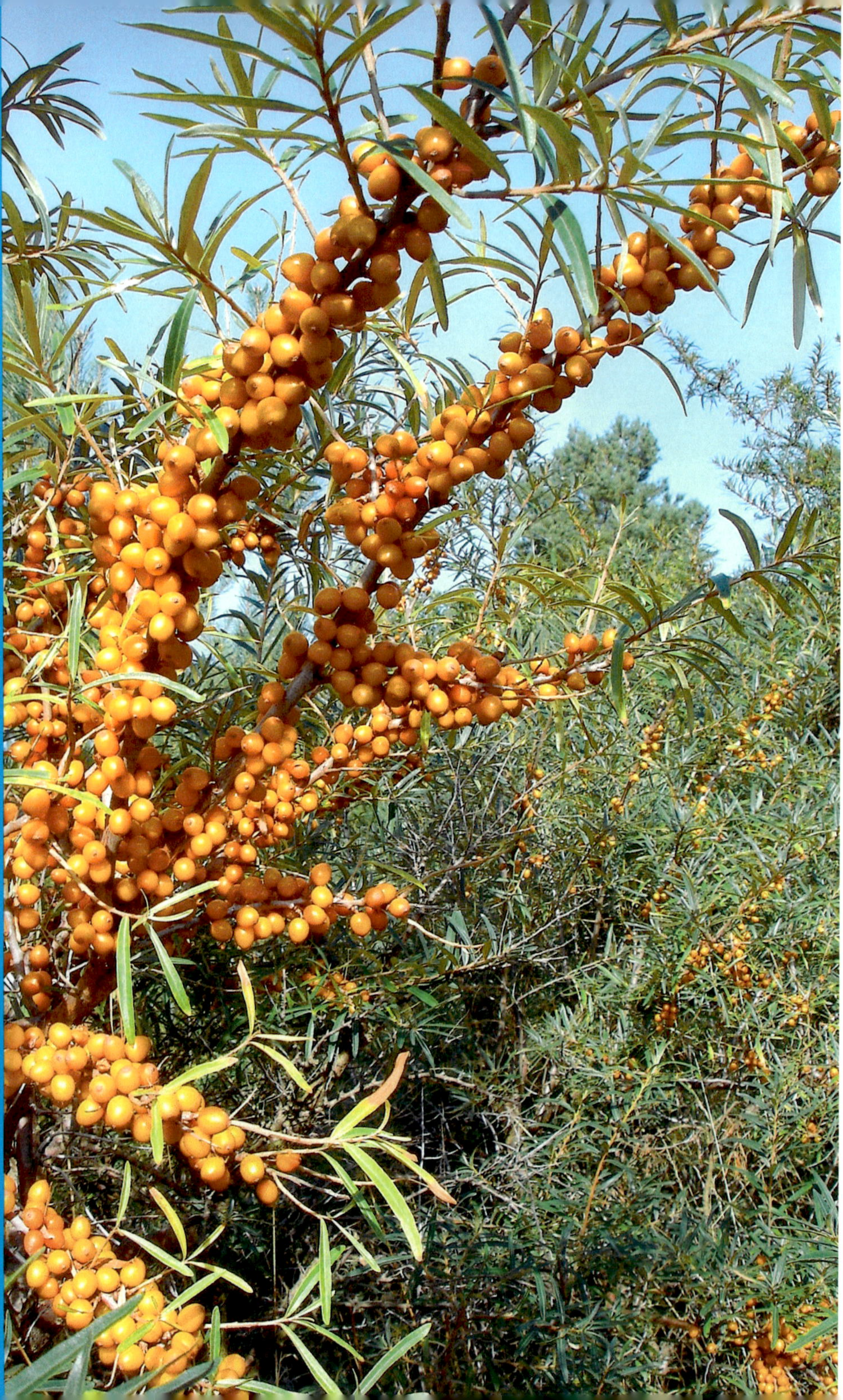

Zur Geschichte und Herkunft des Sanddorns

Die ursprüngliche Heimat des Sanddorns ist der Himalaja, Nepal, West- und Ostasien. Wie ein breites Band hat er sich durch eiszeitliche Verschiebungen (nach der letzten Eiszeit – also vor rund 17 000 Jahren) bis nach ganz Europa verbreitet. Heute gelten als Hauptverbreitungsgebiete Asien und Europa. Er ist besonders in Nord-, Mittel- und Südeuropa anzutreffen. Im Norden Europas ist der Sanddorn vor allem in den Küstengebieten der Ost- und Nordsee weit verbreitet.

Im asiatischen Raum, insbesondere im Himalaja und Nepal, ist die Verwertung der Sanddornfrüchte schon seit über 2000 Jahren bekannt. Menschen vorangegangener Jahrhunderte wussten sehr viel um diesen wertvollen Strauch und haben dies auch bewusst ausgenutzt. Die Rezepte wurden gehütet oder wurden nicht weiter getragen.

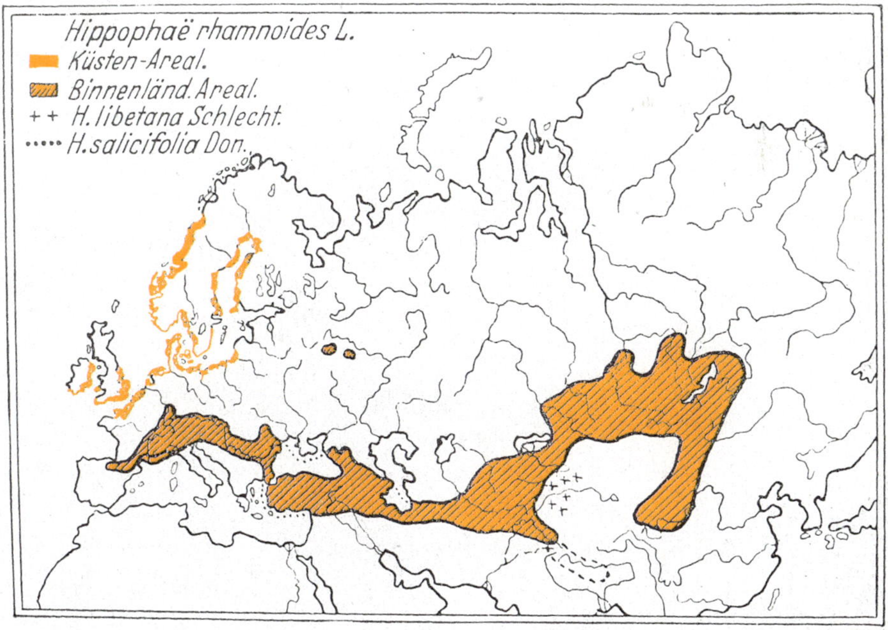

Eiszeitliche Verbreitung des Sanddorn

Aber in Vergessenheit geraten sind die positiven Eigenschaften des Sanddorns nicht. Wissenschaftliche Untersuchungen der Neuzeit, so z.B. zum Vitamin C - Gehalt oder zum Öl vom Sanddorn haben uns seine innewohnende Kraft wieder verdeutlicht.

In Tibet sind die heilsamen Wirkungen der Sanddornbeeren schon mehr als 1200 Jahre Bestandteil der medizinischen Versorgung von Mensch und Tier (Pferde).

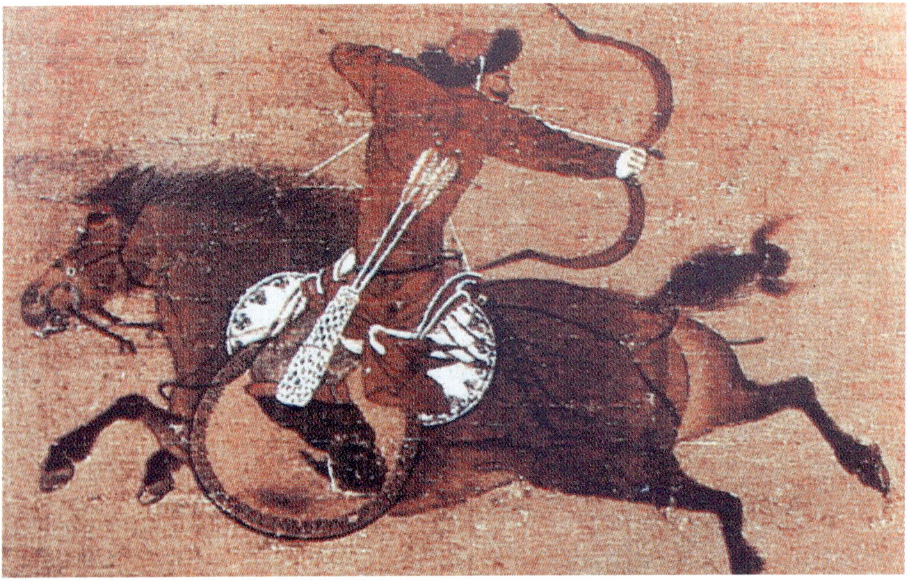

Dschingis Khans Reiter, natürlich mit Sanddornöl in der Satteltasche (Zeitgenössische Zeichnung)

Berichtet wird auch, dass Alexander der Große (358 – 329 v. Chr.) aus Griechenland diese Pflanze mit ihren vielfältigen Anwendungsmöglichkeiten kannte und nutzte. Zu den Legendenbildungen gehört auch, dass er es gewesen sei, der die Pflanze von Asien nach Europa gebracht haben soll.

Der berühmte Heerführer Dschingis Khan soll, so wird berichtet, auf seinen Eroberungsfeldzügen im 13. Jahrhundert immer eine Flasche oder Fläschchen des wertvollen und kostbaren Sanddornöls, auch „Herzblut des Kaisers“ genannt, in seinen Satteltaschen verwahrt haben. Nicht nur er führte dieses Öl auf seinen Eroberungszügen mit, sondern jeder Reiter seines Heeres. Manche führen darauf sogar die Stärke der Krieger zurück, denn das Öl stärkte vor, während und nach den Kämpfen und den weiten Ritten die Immunkraft der Reiter. Es heilte auch die Wunden vom Kampf und vom vielen Reiten. Außerdem regelte es bei Reiter und Ross die Verdauung.

Das schon damals verwendete Öl heißt **„Oleum Hippophae rhamnoides“ – glänzendes Pferd**! Es könnte sein, dass die Pferde die vom Sanddornstrauch fraßen, zur Namensgebung des Strauches beitrugen.

Auch in den Überlieferungen aus der Antike findet man Hinweise zur Bedeutung und Heilwirkung des Sanddorns, wenn auch mehr als spärlich. Aber, so wird berichtet, dass die Menschen dachten: Wer regelmäßig Sanddorn isst, bleibt immer gesund und lebt auch ewig.

Die Mönche des Mittelalters und auch die Kräuterkundige Hildegard von Bingen (1098 – 1179) haben den Sanddorn und damit auch seinen Nutzen für uns Menschen erstmals ausführlicher beschrieben. Dadurch wurden im Mittelalter seine Heilkraft breiteren Kreisen der Bevölkerung bekannt. Der englische Botaniker Turner (1515 – 1568) nennt in seinen Schriften ein Gewächs namens „Halimus“. Später erkannte man, dass damit der Sanddorn gemeint war. Er schrieb: „Halimus wächst im Überfluss auf den ostfriesischen Inseln, dort machen die Bewohner aus den roten Beeren eine Sauce. Auch ich habe Halimus in Flandern gesehen, an der Meeresküste“.
Johann Bauhin (1541 – 1613), einem Schweizer Botaniker, gebührt der große Verdienst eine erste und auch ausführliche Beschreibung des Sanddorns niedergeschrieben zu haben.

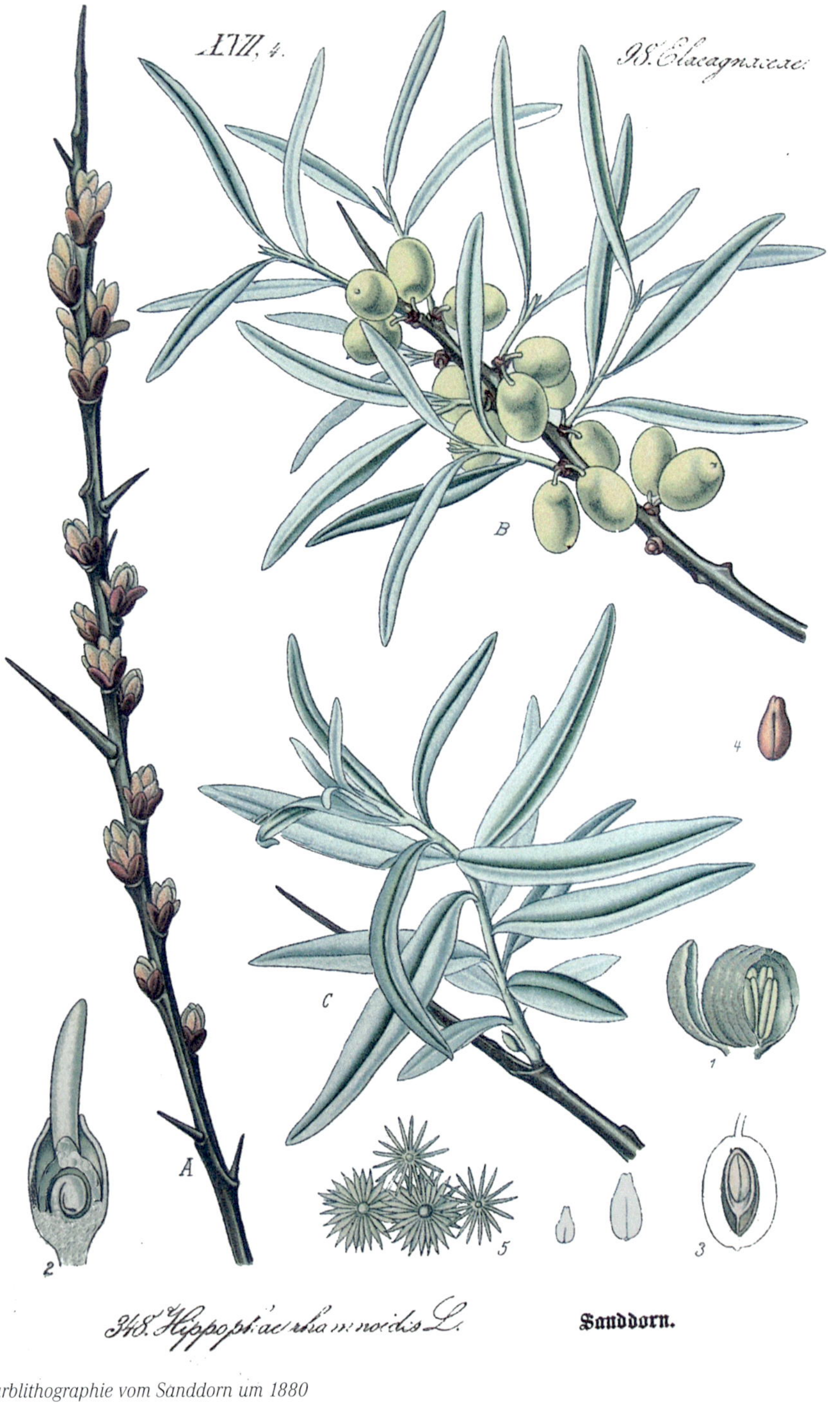

Farblithographie vom Sanddorn um 1880

In den gängigen Kräuterbüchern ist der Sanddorn allerdings nicht so häufig anzufinden. Erst in den letzten Jahren hat er dort mehr Eingang gefunden. Auf einer Farblithographie um 1880 hatte W. Müller sehr detailliert den Sanddorn dargestellt. Hierbei besticht, dass nicht nur die Früchte, Zweige und Blätter gut sichtbar sind, sondern auch die männlichen und weiblichen Blütenanlagen erkenn- und bestimmbar wiedergegeben wurden.
Die Kenntnisse über die ausgezeichnete Wirkung der Inhaltsstoffe auf den Menschen waren in früheren Zeiten nur regional eng begrenzt bekannt. Auch die Tatsache, dass sein Vitamin C- Gehalt den der Zitrone, der heimischen Hagebutte, der Schwarzen Johannisbeere und auch dem des Paprika übertrifft, war offensichtlich noch nicht allgemein bekannt, so wie es heute der Fall ist.

Erst weitere wissenschaftliche Forschungen in den letzten beiden Jahrhunderten brachten neue Erkenntnisse zur Möglichkeit der Anwendung des Sanddorns in der Heilmedizin und Ernährungswissenschaft. Besonders in Not und Kriegszeiten, in denen es häufig Vitaminmangelerscheinungen gab, wurde der Anbau des Sanddorns und dessen Verwendung zur Nahrungsergänzung und für Heilanwendungen gefördert.

So legte zum Beispiel ein Dekret Lenins in der Sowjetunion aus dem Jahre 1920 die Förderung einer groß angelegten Zucht, den Anbau und die Verarbeitung des Sanddorns fest. Das Zentrum des damaligen Sanddornanbaus wurde Nowosibirsk, das auch heute noch besteht. Bereits 1934 hatten Züchter mit der Auslese von Sanddorn in der damaligen Sowjetunion begonnen. Wertvolle Wildformen als Grundlage für eine gezielte Züchtung wurden aus verschiedenen Landesteilen wie dem Altai, Mittelasien oder auch Ostsibirien zusammen getragen, verglichen und bewertet.
Die Forschungen über den Sanddorn bis hin zum Sanddornöl haben manches er- und überlebt.

Geschichte

Besonders nach den beiden Weltkriegen des vergangenen Jahrhunderts hatte der Sanddorn als Lieferant von Vitamin C jeweils eine kurze überregionale Bedeutung. Die Beeren wurden gesammelt und meist unmittelbar vor Ort (im Haushalt) verarbeitet.

Die Wissenschaftler C. Griebel und G. Heß haben in der Literatur mit einer Veröffentlichung im Mai 1940 den hohen Vitamin C- Gehalt der Sanddornbeeren herausgestellt. Vielleicht angeregt dadurch machten der Arzt B. Hörmann und der Apotheker M. Löhner, (beide aus München) ab 1941 eigene Untersuchungen und auch Selbstversuche. Sie bestätigten die bereits vorliegenden Ergebnisse. Nun war die breite Öffentlichkeit informiert und auch auf Grund der Kriegszustände daran interessiert.
Der Sanddorn rückte etwa ab 1940 in die Spitzengruppe der in Deutschland einheimischen Vitamin C - Spender auf.
Auch während des 2. Weltkrieges kamen Sanddornprodukte bei der Ernährung von deutschen Soldaten in Anwendung.

Nach 1945 gab es wiederum eine kurze Blütezeit des Sanddornanbaus und die Verwendung seiner Bestandteile. So wurden u.a. in Ostfriesland die Beeren zur Herstellung von Vitamin C - Tabletten von Kindern gesammelt. Es war eine schwere Arbeit, aber als Lohn dafür gab es Lebensmittelkarten, die alles schnell wieder vergessen ließen. Mit dem wirtschaftlichen Aufschwung in den Westzonen und später der Bundesrepublik verlor der Sanddorn ganz schnell wieder an Bedeutung. Zitronen und Bananen waren einfacher und billiger zu haben.

In Ostdeutschland verlief die Entwicklung aber ganz anders. Bananen und Südfrüchte gab es nur zu bestimmten Zeiten und dann noch knapp bemessen. Also überlegte man, wie die Versorgung der Bevölkerung mit Vitamin C auch ohne diese Früchte abgesichert werden könnte. Der Sanddorn spielte in diesen Überlegungen eine besondere Rolle und außerdem gab es sowjetische Erfahrungen, die genutzt werden sollten.

Was in der Sowjetunion gut war, konnte für die DDR auch nur gut sein. Sanddorn hatte an der Ostseeküste und auch auf den sandigen Böden Brandenburgs seine natürliche Heimat. Die Abraumhalden der Tagebaue mussten rekultiviert werden und dazu bot sich Sanddorn an. Sanddorn zur Gestaltung der Landschaft, für Saft und auch zur Gewinnung des Öles für kosmetische Zwecke – dafür wurde sehr viel Arbeit und Zeit investiert. 1965 wurden die ersten Sanddornplantagen in der DDR angelegt.

Etwa seit 1980 wurde auf dem Gebiet der DDR dieser Obstart eine größere Aufmerksamkeit geschenkt. So wurden in Ludwigslust/Mecklenburg und in Werder/ Brandenburg größere Versuchsanlagen angelegt. 1982 wurde eine Arbeitsgemeinschaft „Sanddornanbau“ gegründet, die die Züchtung, den Anbau und auch die Vermarktung in die gewünschten Bahnen lenken sollte. Es waren besonders die Züchter um Hans-Joachim Albrecht, VEB Baumschulen Berlin/Dresden – heute Späthsche Baumschulen Berlin, die eine intensive Auslese und Züchtung des Sanddorns betrieben. Neue weibliche Sorten - siehe auch kleine Sortenkunde – entstanden. Dazu gehörten „Frugana“, „Hergo“, Leikora“ „Auslese Rügen“, „Provenienz von Rügen“, bei denen größere Beeren und auch ernährungsphysiologische Vorteile gegenüber Wildpflanzen vorhanden waren. Gleichzeitig wurde den Obstbauern „Pollmix 1“, „Pollmix 2“ und „Pollmix 3“ als Pollenspender (männliche Sorten) für höhere Erträge zur Verfügung gestellt. Bis 1989 wuchs die Anbaufläche in der DDR auf über 300 ha an. Nach 1990 gab es den fast vollständigen Zusammenbruch der Sanddornproduktion in der DDR.

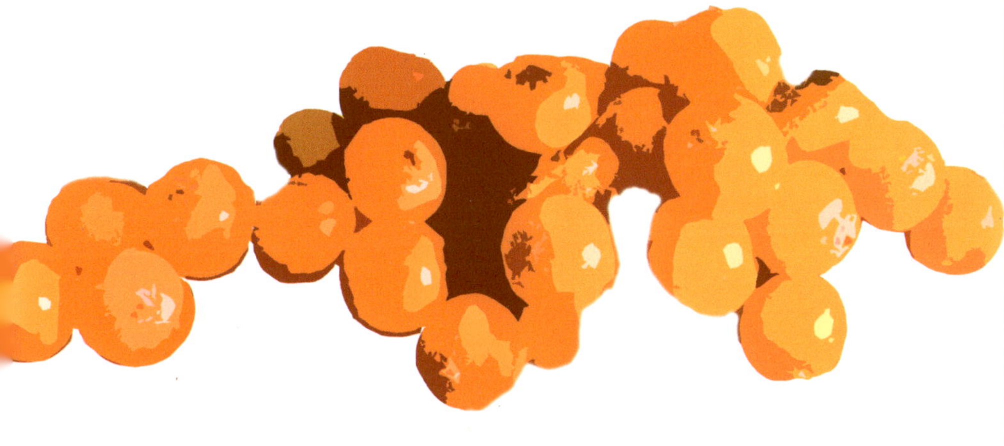

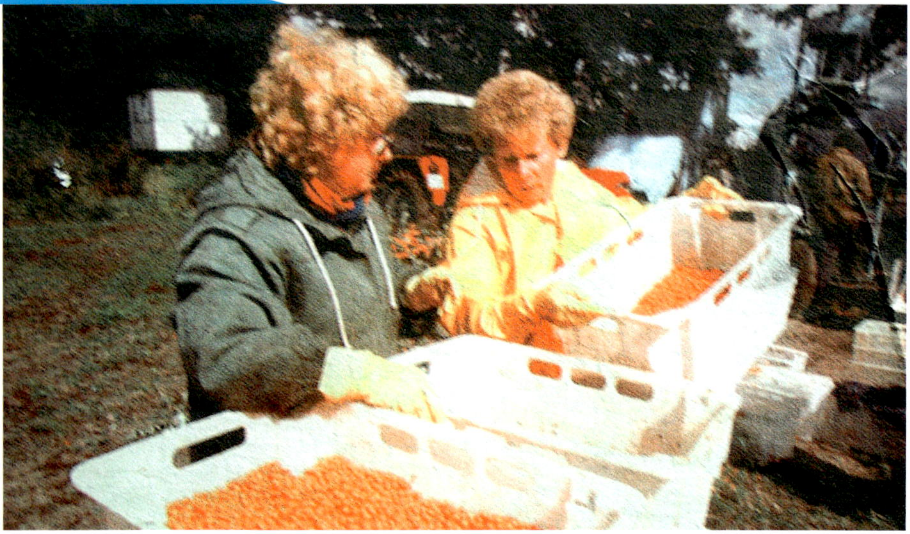

Sanddornernte in den 70er Jahren

Heute haben sich die Flächen im mecklenburgischen und auch brandenburgischen Anbau wieder stabilisiert und sie wurden teilweise auch noch ausgedehnt. Weitere Flächen kamen in Niedersachsen dazu, nachdem man den Wert des Sanddorns für medizinische Zwecke, für Kosmetik und eine gesunde Ernährung in breiterem Maße auch in den alten Bundesländern erkannte.

Weitere Länder betreiben den traditionellen Sanddornanbau, z.B. Italien. In der Toskana wird heute erwerbsmäßiger Anbau von Sanddorn betrieben. Es wurden alpine Typen für den Anbau unter mediterranen Bedingungen ausgewählt und damit wird erfolgreich gearbeitet.

Aber auch in Südamerika und selbst den USA gibt es heute feldmäßige Plantagen zur Nutzung des Sanddorns.

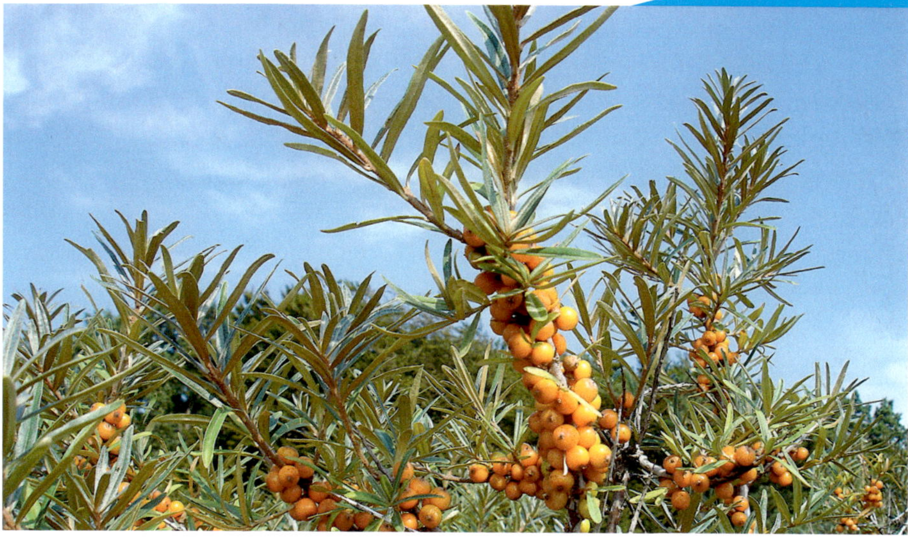

Fruchtzweig des Sanddorns

Namensdeutung und botanische Namensvielfalt

Der botanische Name von Sanddorn (des gemeinen) lautet **Hippophae rhamnoides L**

Über die Bedeutung des Namens und seiner Namensherkunft gibt es verschiedene Darstellungen. Auch wird dieses Gewächs in den einzelnen Ländern, in denen es vorkommt und auch verarbeitet wird, sehr unterschiedlich bezeichnet.

Die Worte Hippos – das Pferd und phao – ich töte oder phaes – scheinend, leuchtend, haben ursprünglich von den Griechen geprägt zum Namen Sanddorn geführt.
Eine andere Ableitung ist von phaos- Distel, als Hinweis auf die Dornen des Sanddorns. ‚Hippos, und ‚phaes, zusammen weisen darauf hin, dass mit den Zweigen und Laub vom Sanddorn gefütterte Pferde ein geschmeidiges und glänzendes Fell bekamen.

Geschichte

Das Öl des Sanddorns soll ihnen das schöne Fell und ein gutes Aussehen verliehen haben, der Name heißt übersetzt „glänzendes Pferd“. Schon die alten Griechen haben ihre Pferde auch mit Sanddornbeeren gefüttert, damit sie ein schönes glänzendes Fell bekamen und behielten.
Aus der Übersetzung des botanischen Namens geht auch hervor, dass der Sanddorn als Mittel gegen Augenleiden bei Pferden eingesetzt wurde und der Name so entstand.

Rhamnus heißt Dorn und mit den ersten Silben vereint, müsste es bei wörtlicher Übersetzung Pferdedorn oder Rossdorn, vielleicht auch „stark leuchtender Dornstrauch“ heißen.

Es wird auch berichtet, dass die alten Griechen den Sanddorn als natürliche Einzäunung ihrer Pferdekoppeln nutzten. Die spitzen Dornen hielten jedes noch so feurige Pferd davon ab, diese Hecke zu durchbrechen.
Andere Autoren verweisen auf den Standort des Strauches, um den deutschen Namen Sanddorn zu erklären. Bei den alten Griechen trugen auch Wolfsmilcharten Sanddornnamen.

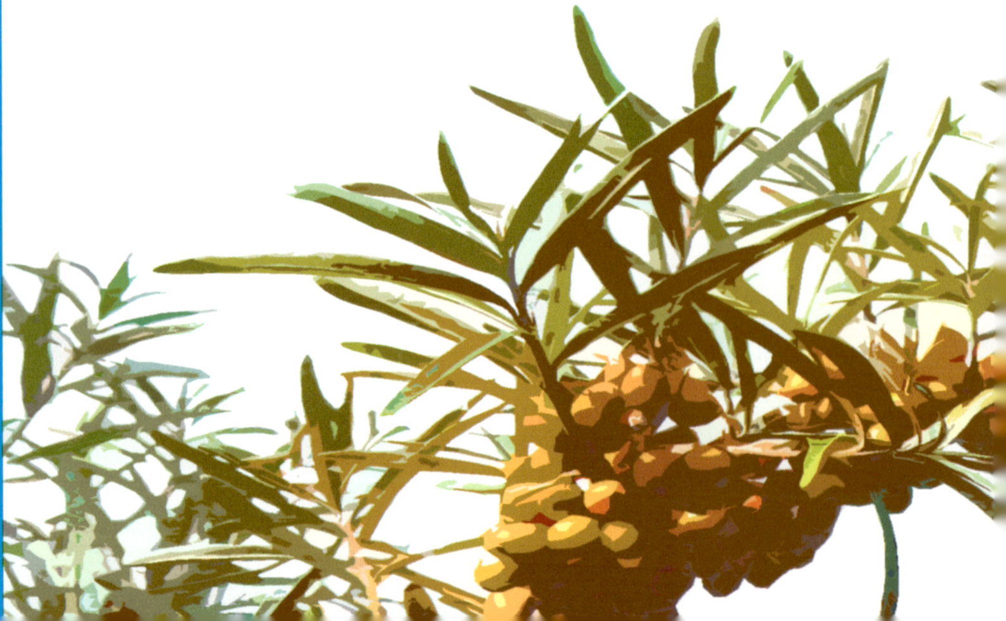

Weitere deutsche Namen sind Seedornbeere, Seekreuzdorn, Meerdorn, Seedorn, Durn, Stranddorn, Haffdorn oder Hafdorn, Kiesdorn, Audorn, Andorn, Dünendorn, Dünenstrauch, Meerkreuzdorn, Sandkreuzdorn, Fürdorn, Sandbeere oder Sandbeer, Finnische Beere, Griesbeere oder Griesbeer und Stranddornbeere, die auf den Standort hinweisen. Auch Rheindorn oder Amritschl sind genannt. Korallenstrauch, Korallenbaum, Orangenbeerstrauch, Feuerdorn oder auch Rote Schlehe weisen eher auf die rötlichen Früchte bzw. den fruchtherben Geschmack im Herbst hin. Weidendorn, Weidensanddorn, Wehdorn, Meer-, See- und Sandkreuzdorn, Stechdorn, Dornbusch, Sandweide oder auch Rheinweide sowie schmaler Stechdorn sind Hinweise auf die Blattform und die ausgebildeten Dornen. Seine Wuchsform erinnert an Weidenbüsche, daher vielleicht die vielseitige Namensgebung.

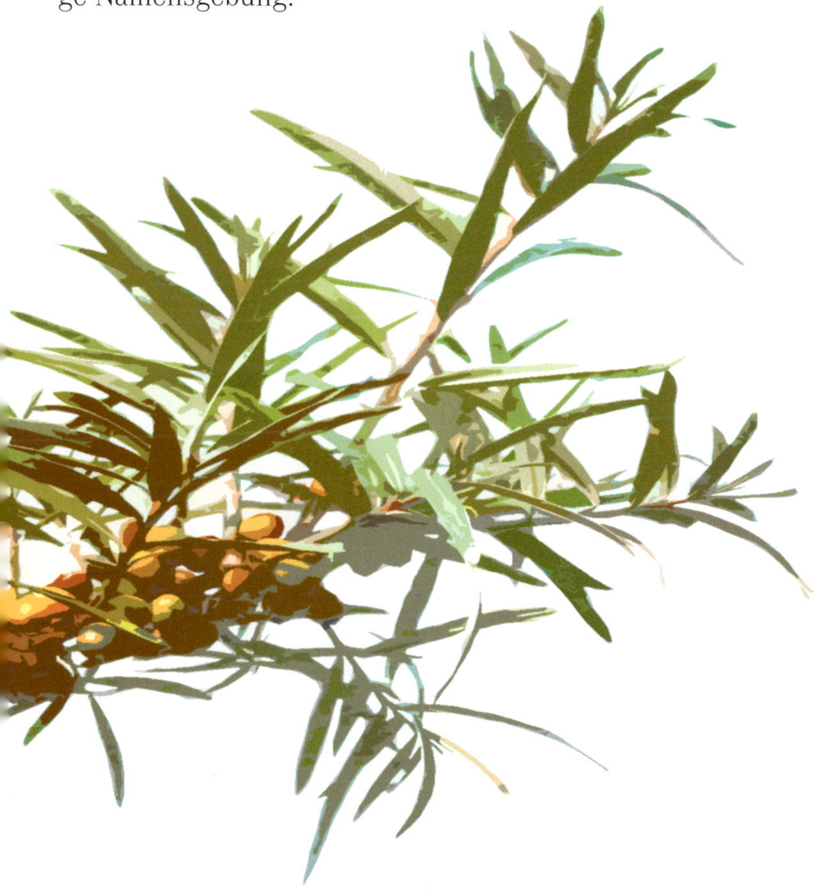

Geschichte

Der Name Haftdorn weist auf die Eigenschaft des Sanddorns hin, starke Bodenhaftung zu besitzen. Es kann aber auch ein Hinweis auf die fest haftenden Beeren sein.
Im Russischen heißt der Sanddorn oblepikha krushinovidnaja – fest sitzende Früchte.
Im russischen Verbreitungsgebiet trägt der Sanddorn allein 23 verschiedene Bezeichnungen. Hier wird er übersetzt als Stachel- oder Milchstrauch oder auch Bruchweidengebüsch.

Dzhidda, eine usbekische Stadt, würde ins deutsche übersetzt Sanddorn heißen. Manchmal heißt er auch „sibirischer Balsam". Damit weist man auf seine heilenden Inhaltsstoffe hin.

Bei Fasanenbeere oder nur Fasanbeere auf eine Nutzung zur Nahrung der Tiere und Wegedorn weil er auch an Wegen wächst.

Es gibt auch zwei Bezeichnungen, die auf den Ölgehalt der Beeren hinweisen: „Ölbaum des Nordens" bzw. „Olive des Nordens". Während die deutsche Namensbezeichnung „Zitrone des Nordens" doch auf seine wertvollen Inhaltsstoffe der Beeren reflektiert.

Die Holländer nennen ihn „Duynen – besing" weil er vorwiegend am Meeresstrand bzw. in den Dünen wächst.

Sanddorn ist also international.

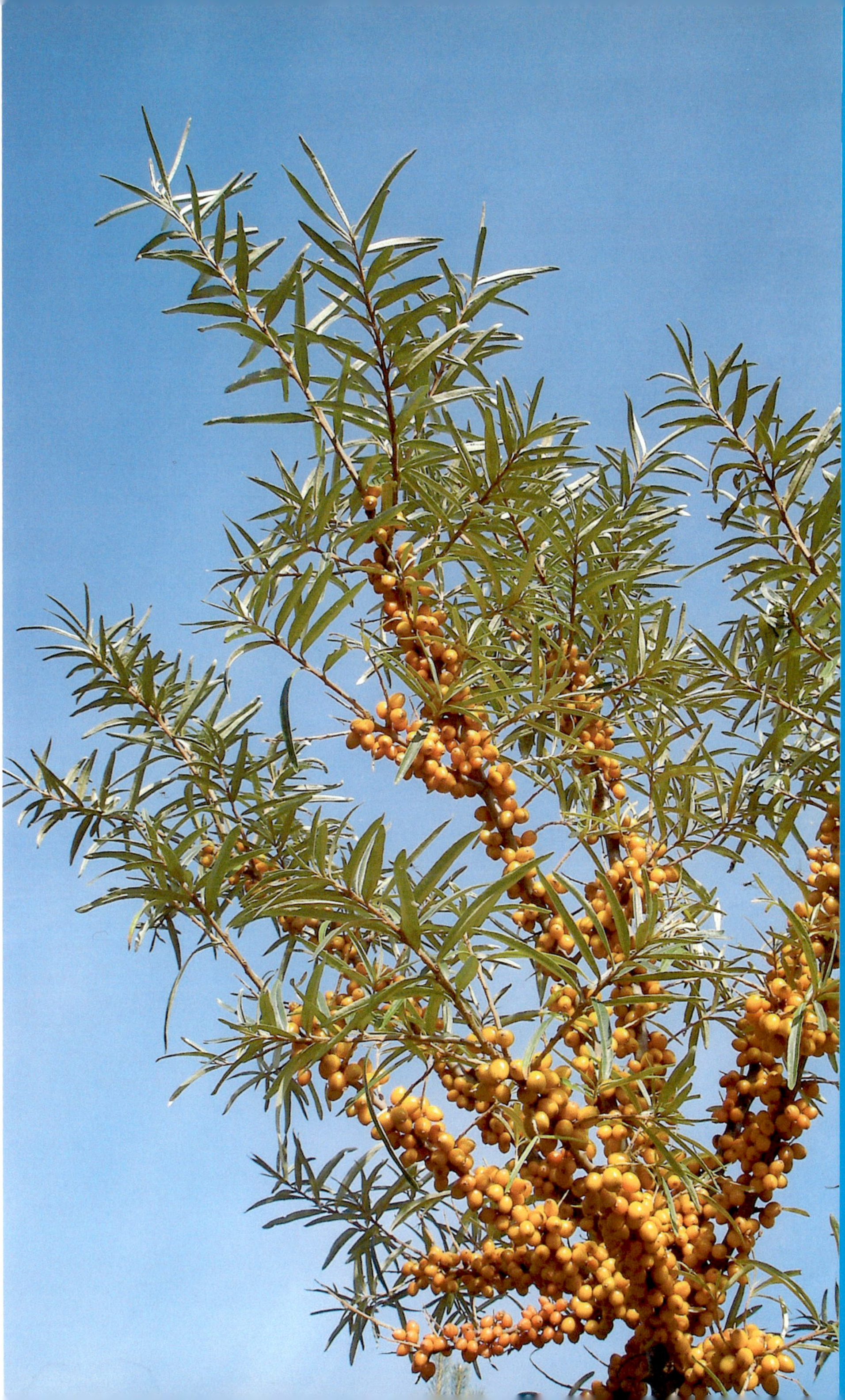

Bei seiner weiten Verbreitung sind die landestypischen Namen des Sanddorns interessant, besonders auch beim Kauf landestypischer Sanddornprodukte. Doch botanisch bleibt er immer Hippophae rhamnoides.

Namensgebungen des Sanddorns in einzelnen Ländern (Auswahl)	
Albanien	hipofae
Bulgarien	oblepikha, z'rnastepovidno knipofae
China	sha ji
Dänemark	havtorn, havtidsel
England	sea buckthorn, seathorn
Estland	astelpaju
Finnland	tyrni
Frankreich	argousier faux nerprun, argasse, grisset, argouse
Italien	olivello spinosa, olivella, vetrice marina
Lettland	smiltserkstis
Litauen	saltalankis
Mongolei	yashildoo
Niederlande	duindoorn, Duynen - besing
Norwegen	tindved, tinnved
Polen	rokitnik, rokitnik zwyczajny
Portugal	espinho maritimo
Rumänien	catinä alba
Russland	oblepikha, oblepikha krushinovidnaja
Schweden	havtorn
Serbokroatisch	vucjitrn, pasjitrn, vukodrzica
Slowakei	rakytnik
Spanien	espino armadillo, espino falso
Tibet	darbu
Tschechien	rakytnik resetlakovy
Türkei	yalanci igde
Ukraine	oblipichakrushinobidna
Ungarn	homoktövis, ezüsttövis
Friesisch	slaatjebeer
Platt	sandduurn

Es sind grundsätzlich drei Arten dieser Pflanzengattung zu unterscheiden. Sie gehören zu den Ölweidengewächsen (**Elaeagnaceae**).

Die Art H. **rhamnoides** hat wegen ihrer großen Verbreitung über verschiedenste Regionen der Erde auch noch Unterarten. Sie unterscheiden sich im Habitus, in der Bedornung, im Gerüstaufbau des Strauches, in der Fruchtgröße, auch Fruchtform und auch in der Zusammensetzung der Inhaltstoffe.

Unterarten und ihre Verbreitung sind:

H. **subsp. carpatica**, als Nutzpflanze bekannt. Sein Verbreitungsgebiet erstreckt sich im Wesentlichen über Deutschland, Österreich, die Schweiz, Ungarn und Rumänien.
H. **subsp. fluviatilis**, ebenfalls als Nutzpflanze eingeordnet, wächst besonders in Spanien, Frankreich und Italien.
H. **subsp. rhamnoides**, unser eigentlicher Sanddorn ist der weit verbreiteste seiner Gattung und meist nur mit H. rhamnoides bezeichnet.
Die Art H. **salicifolia**, Weidenblättriger Sanddorn, ist unbewehrt und hat leicht hängende Zweige. Sie stammt aus dem Himalaja. Gegenüber H. rhamnoides ist sie deutlich weniger verbreitet und wird auch nicht für Kulturen zur Gewinnung von Ausgangsprodukten der Sanddornproduktion verwendet.
H. **caucasia** ist, wie der Name es schon sagt, im Kaukasus heimisch.
H. **tibetanu** wächst auf den Hochflächen Tibets.

Hinweis:
Der Sanddorn steht als Pflanze nicht mehr unter Naturschutz. Natürlich wird er durch das Gesetz in Naturschutzgebieten geschützt. Das ist beim Sammeln von Beeren und beim Schnitt von Zweigspitzen unbedingt zu beachten. Sanddorn ist in keinem Pflanzenteil giftig. Vielleicht liegt es am herben oder fast bitteren Geschmack, dass man regional – allerdings über ganz Europa verteilt – zur Einschätzung gelangte, er sei giftig.

Verbreitungsgebiete

Die geographische Verbreitung des Sanddorns ist weit. Von Ostasien über Mittelasien bis nach Kleinasien und nach Mitteleuropa hat er sich im Laufe der Jahrhunderte verbreitet. Er ist eine Pionierpflanze und wächst vorwiegend auf mageren, sandigen Böden.
Sanddorn wird heute als Park-, Zier- aber auch Heckenpflanze und natürlich als Obst- und auch Ölfrucht geschätzt.

In Asien, genauer dem zentralasiatischen Gebirge, dem Heimatgebiet des Sanddorns, ist er in den Steppengebieten, den Flusstälern und an den angrenzenden Flächen der Bergflüsse zu finden. Schotter- und Schwemmlandböden sind über größere Gebiete in Ost- und auch Westsibirien mit Sanddorn bedeckt. In den Gebirgen des Hindukusch, des Pamir, Tienschan und Altai, um nur einige zu nennen, steigt er in beachtliche Höhen auf. In Tibet wurde er sogar in Höhen bis 5000 m vorgefunden. Er gilt in diesen Regionen als Erstbesiedler der ärmeren Böden, wenn nur der Wasserhaushalt geregelt ist. Im ostsibirischen Altaigebiet wurden seine Vorkommen auf über 17 000 ha geschätzt.

In Europa hat er sich im Anschluss an die letzte Eiszeit weit verbreitet, das war vor etwa 17 000 Jahren. Er hat sich auf dem Land - und Seeweg aus Zentralasien bis in sein heutiges europäisches Wachstumsgebiet ausgebreitet. Es wird angenommen, dass er flächendeckend über ganz Europa zu finden war. Infolge der Ausbreitung anderer Pflanzen war sein „Lichthunger“ nicht mehr stillbar und er hat sich auf seine heutigen Areale zurückgezogen. In Brandenburg, dem heutigen Land Brandenburg, hatte er wohl 13 000 – 9800 vor Christi seine größten Vorkommen.

Heute werden in Europa drei größere Areale von Sanddornvorkommen unterschieden:

1. der Küstenrand an Nord- und Ostsee zwischen Südostengland, Nordnorwegen und der Gdansker Bucht.

2. die Vorkommen im alpinen Raum. Im submediterranen Gebiet steigt er bis 3 000 m hoch, allerdings in den Nordalpen nur bis 975 m. Er bleibt dabei deutlich unter den Höhenregionen seiner ehemaligen asiatischen Heimat.

3. Verbreitungsregion sind die Karpaten mit ihren Gebirgsausläufern.

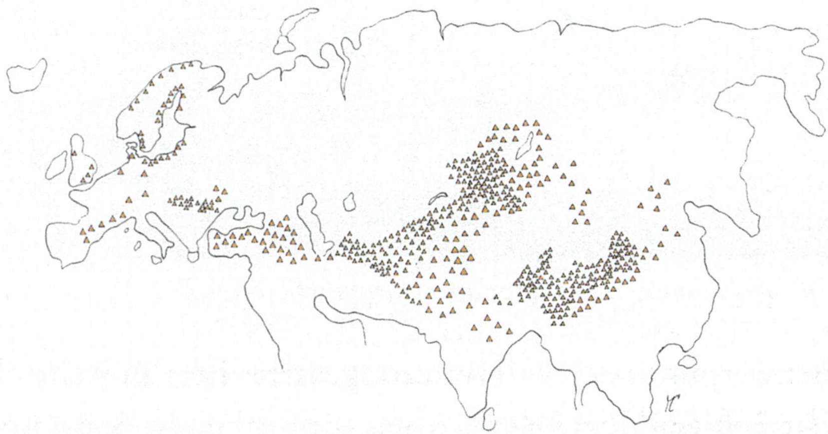

Natürliches Verbreitungsgebiet des Sanddorns in Eurasien

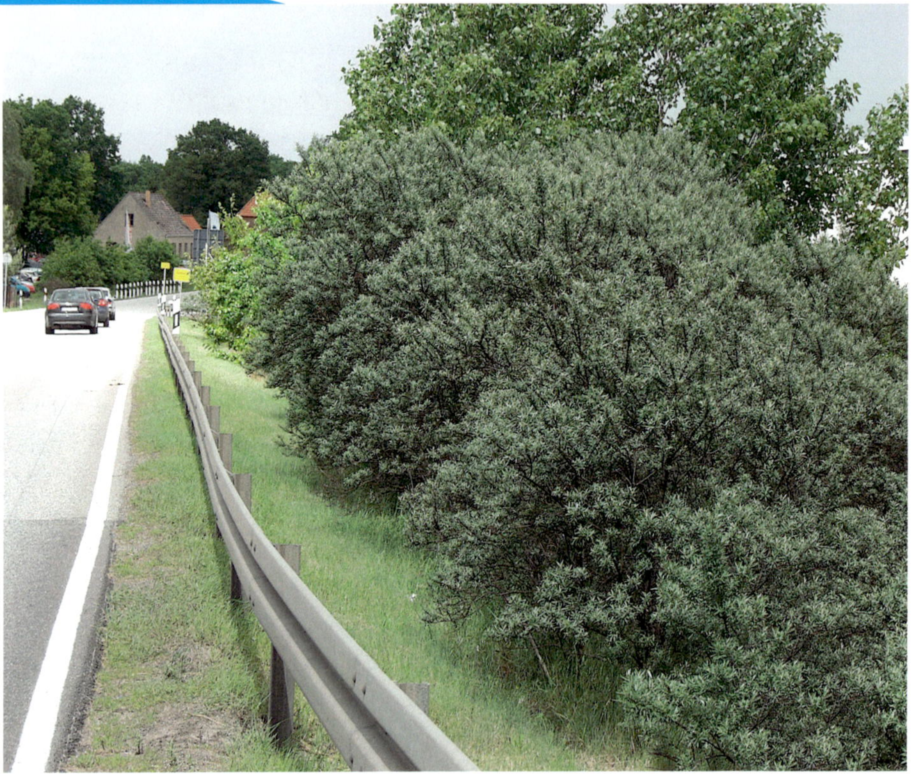

Sanddorn an Bundesstraßen

Das nacheiszeitliche Verbreitungsgebiet wurde durch die neue Bewaldung und damit Entzug des Lichtes und auch der Verbesserung der Böden stark eingeengt. In wesentlichen verblieben die Küstenregionen und die Gebirgslandschaften. Bevorzugte Siedlungsgebiete sind heute die sandigen Küstenregionen der Nord- und Ostsee, die Ostseeinseln Rügen, Hiddensee und Usedom. Die Dünen an der Küste, Kreidebrüche und Sandtrockenrasen sind weitere Ansiedlungsflächen für Sanddorn, oft auch in Gebüschformationen neben Besenginster (Sarothamnus scoparius) oder auch Pfaffenhütchen (Euonymus europaea). Beliebt sind auch die Schwemmlandflächen an den Flüssen, auch der Gebirgsregionen.

An Bundesstraßen und Autobahnen wird Sanddorn oft als Schutzhecke angepflanzt. Im Havelland ist er ebenso zu Hause wie auf den verlassenen Tagebauen der Braunkohlegruben. Dort ist er im sandigen, fast nährstofflosen und kargen Boden zu Hause.

Wenn sich nach Jahren Humus angesammelt hat und weitere, auch höhere Pflanzen bzw. Gehölze folgen, weicht er zurück. Sanddorn braucht zum optimalen Gedeihen viel Licht und Platz.

Viele Vorkommen sind Anpflanzungen von Menschenhand. Auch wegen seiner spitzen Dornen wird er zum Schutz gegen Wildverbiss in Windschutzpflanzungen aufgenommen.

An seinen Standorten nutzt er die starke und ungehinderte Sonneneinstrahlung voll aus und profitiert in seiner gesamten Entwicklung davon.

Er verträgt keine Lichtkonkurrenz.

Er gehört mit der Kriechweide (Salix repens) zu den ersten Gehölzen eines entstehenden Waldes (den er am Ende nicht verträgt) und dringt auch in schon bestehende niedere Pflanzenteppiche ein. Er wird deshalb zu den Strandpflanzen gerechnet und ist ein Besiedler der Flachküsten und Dünen, besonders bei Braundünen auf denen sich Braunerde angesiedelt hat.

Eine weitere wirtschaftliche Bedeutung des Sanddorns liegt in der Nutzbarmachung von Kippen und Halden im Bergbau, von Ödländereien aber auch bei der Befestigung von Küstenabschnitten durch zielgerichtete Anpflanzungen.

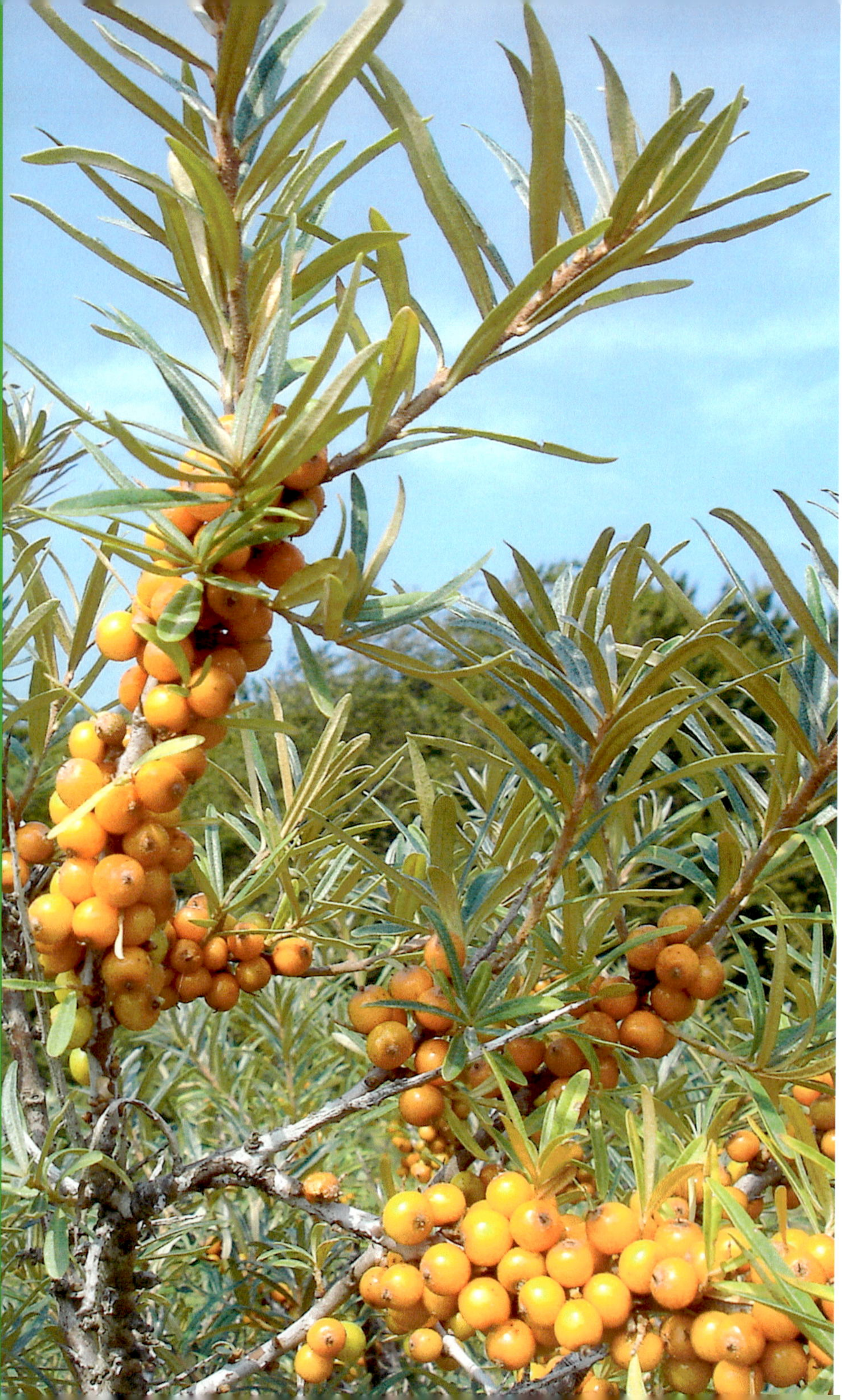

Die Biologie des Sanddorns

Der Gemeine Sanddorn (**Hippophae rhamnoides L.**) wird als Strauch, auch als Großstrauch bezeichnet, der bei guten Wuchsverhältnissen bis zu 7 m hoch werden kann. Bäume, wie wir sie von Linde oder Ahorn kennen, werden nicht ausgebildet. Kleinere Bäume, ebenfalls meist nur bis zu 8 m Höhe, kommen ganz selten in der freien Natur vor.

Der Sanddorn erreicht je nach Standort 30 – 50 Jahre an Höchstalter. In den Alpen wird er aber nur 10 – 20 Jahre alt. Für eine Pionierpflanze unter harten Bedingungen eine sehr lange Lebenszeit.

Sanddorn ist in unseren Breiten winterhart. Nur in extrem kalten Wintern kann es zu Ausfällen kommen.

Er besitzt ein weit verzeigtes und auch weit reichendes Wurzelwerk. Das macht ihn besonders als Pioniergehölz sehr wertvoll. Er kann mit seinen weit streichenden Ausläufern auch lästig werden, besonders auf engem Raum. Deshalb muss bei der Pflanzung beachtet werden, dass die Pflanzen viel Platz benötigen. Besonders für Naturgärten ist er empfehlenswert, vor und an Ufern der Flüsse und Bäche.

Sanddorn hat sehr geringe Ansprüche an den Boden, einen hohen Zierwert und ist außerdem noch wirtschaftlich vielseitig verwendbar. Das macht ihn zu einem wertvollen Gehölz.
Er wächst auch in lichten Kiefernbeständen (mindestens noch 1/8 vom Normallicht) oder an Weg- und Straßenrändern. Sind die Standorte zu schattig, bleiben die Pflanzen schwach ästig und unfruchtbar. Im Schatten gehen sie zurück und werden am Ende gänzlich verdrängt. Dieser Hunger nach Licht, der für den Sanddorn lebensnotwendig ist, muss bei der Pflanzung unbedingt beachtet werden. In Gärten sollte man die wenigen Exemplare frei stellen und beim erwerbsmäßigen Anbau wird der Nord-Süd-Richtung der Vorzug gegeben.

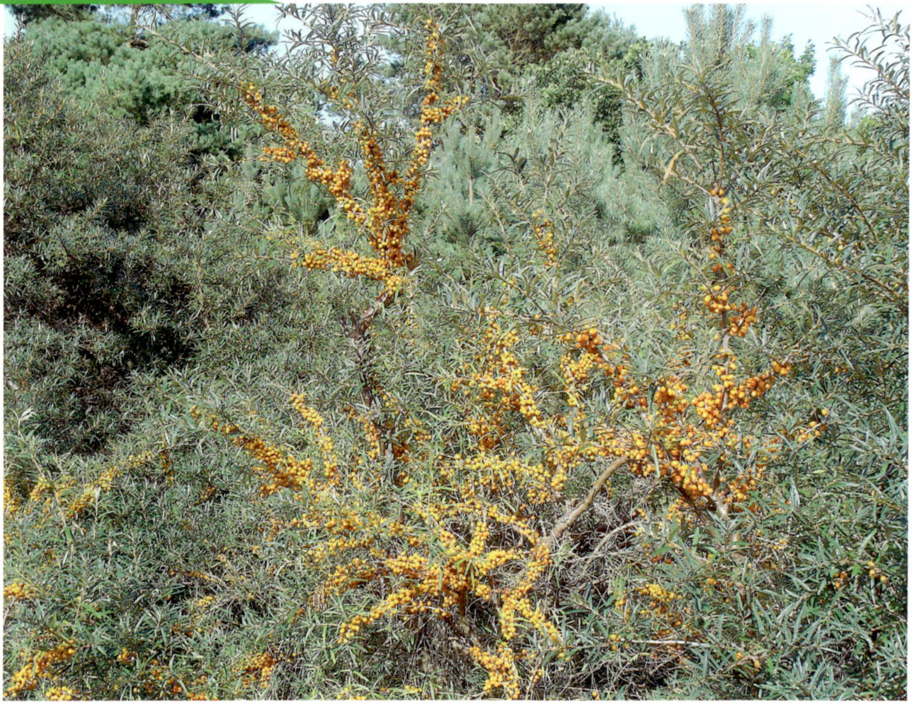

Beerentragende Sträucher

Er liebt neben vollem Licht auch eine hohe Luftfeuchte – an der Küste ebenso wie im Gebirge. In Parks und größeren Gärten wird er wegen seiner „silbrig-weißen" Blätter und natürlich auch im Herbst wegen der weithin leuchtenden Beeren geschätzt.

Die Hauptwurzel geht tief in den Boden und Ausläufer von kriechenden Seitenwurzeln verbreiten ihn am Pflanzstandort. Das Wurzelwerk des Sanddorns soll sich über 18 m vom Hauptstamm ausbreiten können. Bis 5 m tief können sich die Wurzeln in den Boden eingraben und geben somit lockerem Erdreich oder Sand eine gute Festigkeit. Zur Einengung seiner weit verzweigten Wurzelausläufer können im Bedarfsfall Rhizomsperren eingebaut werden. Verletzungen der Wurzeln durch Bodenbearbeitung fördert die Ausbildung von Wurzelschossern.

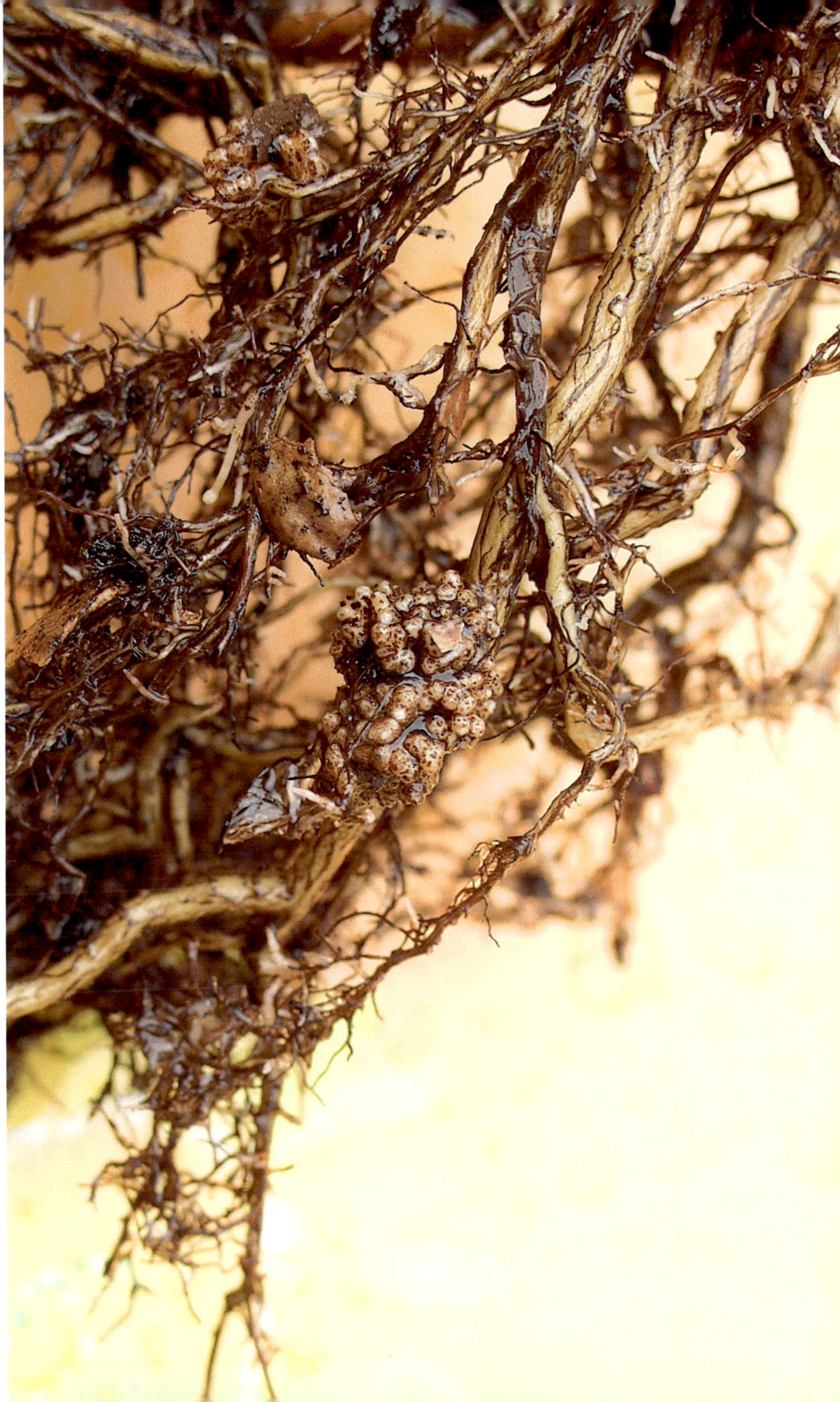

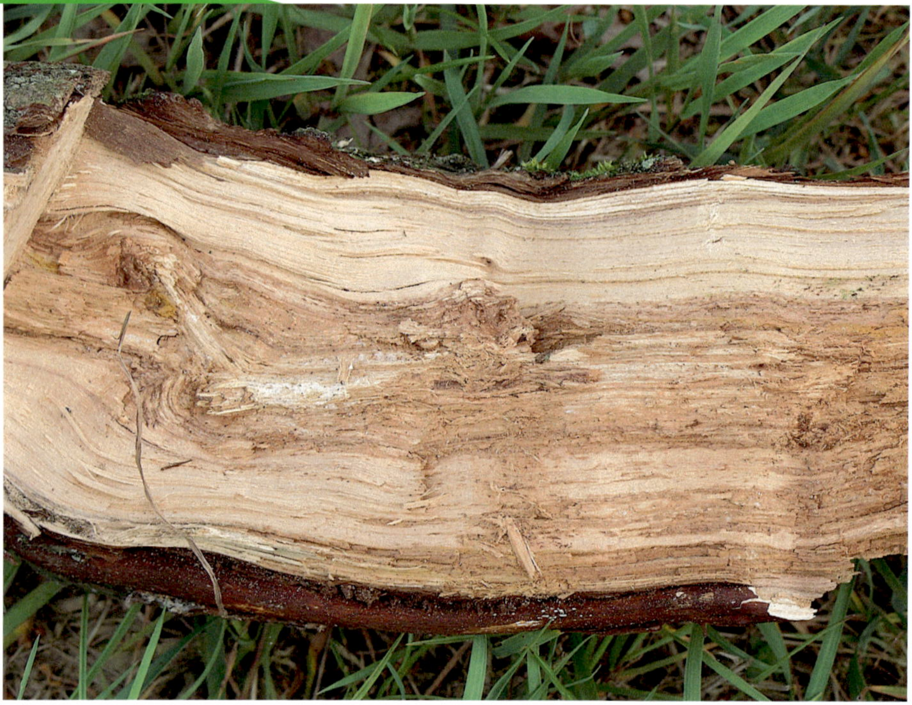

Frisch gebrochenes Aststück. Der gelbliche Splint und der braune Kern sind erkennbar.

Sanddorn möchte für seine optimale Entwicklung keine oberflächliche Bodenbearbeitung und auch keine Bodenbedeckung!

Der Stamm hat eine schwarzbraune Borke, die schuppenartig abschilfert. Sie ist längsrissig und auch etwas rau. Das Holz weist einen gelblichen bis elfenbeinfarbenen Splint auf und hat einen braunen Kern.

Die einjährigen glatten Triebe stehen sparrig - knickig vom Hauptast bzw. -stamm ab. Fast horizontal knicken sie gegen den Hauptast weg. Dadurch haben die Sanddornsträucher ihren eigentlichen sparrigen, abwehrenden Wuchs, der durch zahlreiche Dornen noch unterstützt wird. Sie haben eine goldbraune bis dunkelrot braune Färbung und enden in einem langen sehr spitzen Dorn.

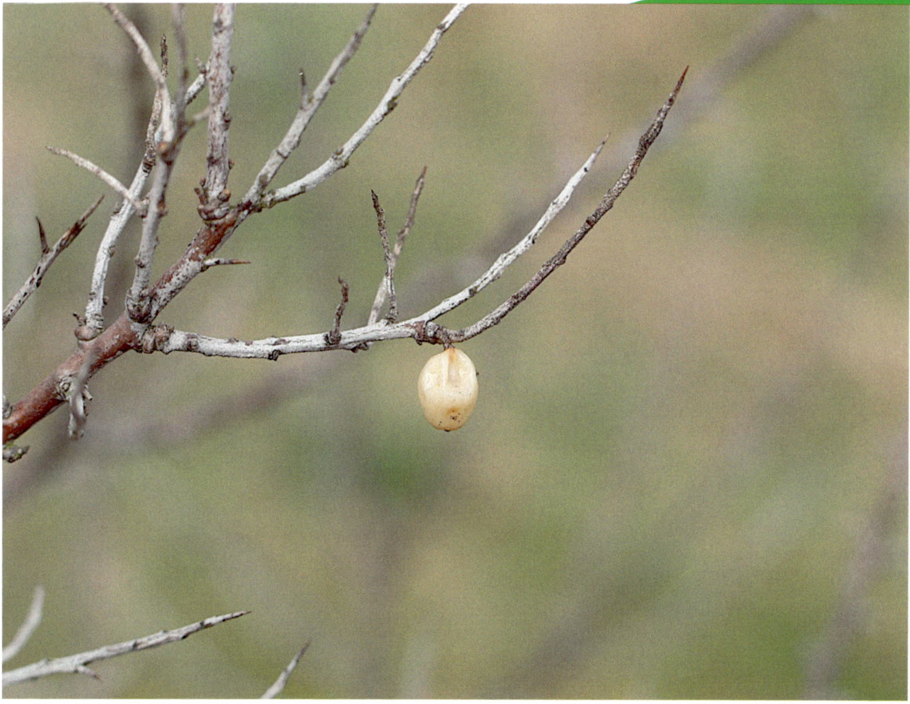

Die Früchte bleiben bis lange in den Winter hinein am Strauch hängen und manchmal sieht man auch im späten Winter nur noch die Fruchthüllen am Strauch.

Viele Kurztriebe von H. rhamnoides, die an diesen Zweigen sitzen, wurden zu Dornen umgewandelt. Deshalb Vorsicht beim Berühren des Sanddorns besonders zur Erntezeit.
Die kurz gestielten Blätter stehen wechselständig und sind schmal – lanzettlich bis länglich-eiförmig.

Sie sind 4 – 7 cm lang und 5 – 8 mm breit, ganzrandig und haben nur eine längs verlaufende Ader, die das Blatt teilt. Sie sind am Grunde keilförmig bis abgerundet und am oberen Ende spitz bis stumpf. Die Oberseite der Blätter ist graugrün und etwas silbrig glänzend, die Unterseite silberweiß scheinend und matt durch die Behaarung. Im Herbst werden die Blätter abgeworfen und der Strauch wirkt durch seine Wuchsform.

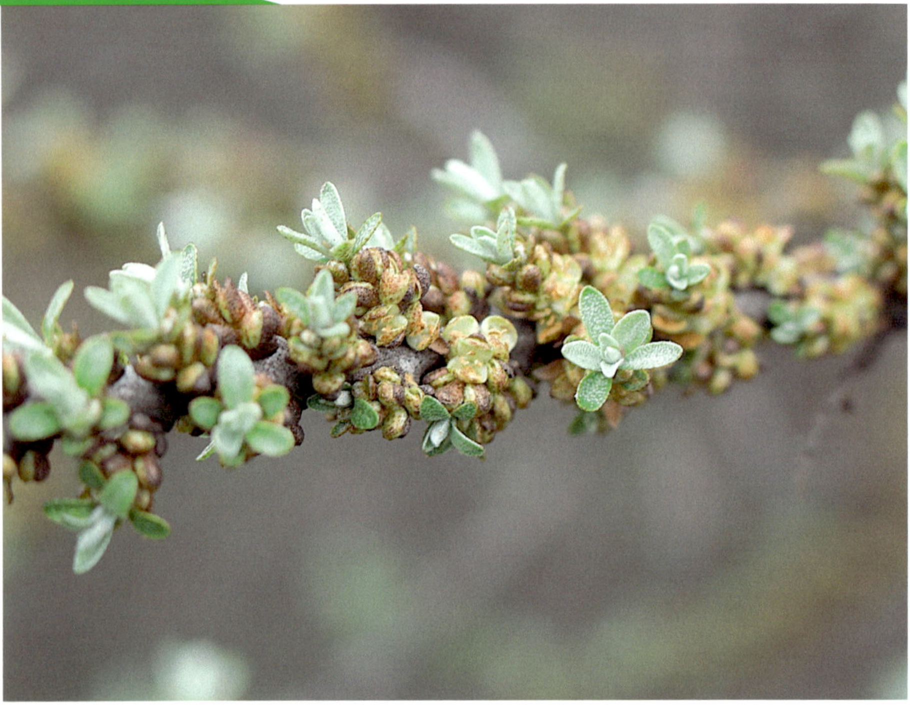

Männliche Blüten des Sanddorn

Der diploide Sanddorn hat einen Chromosomensatz von 2n = 12 Chromosomen. Die Blüten des Sanddorns sind zweihäusig, das heißt männliche und weibliche Blütenanlagen stehen auf verschiedenen Pflanzen. In natürlichen Beständen sind männliche und weibliche Pflanzen annähernd in gleicher Anzahl vorhanden, damit ein guter Beerenansatz gewährleistet wird.

Die männlichen Blüten stehen relativ unscheinbar in grünlichen Büscheln. Die Abstände von Knospe zu Knospe, die Internodien, sind relativ kurz.

Die kleineren weiblichen Blüten sind traubenförmig und die Internodien deutlich und gut erkennbar weiter im Abstand.

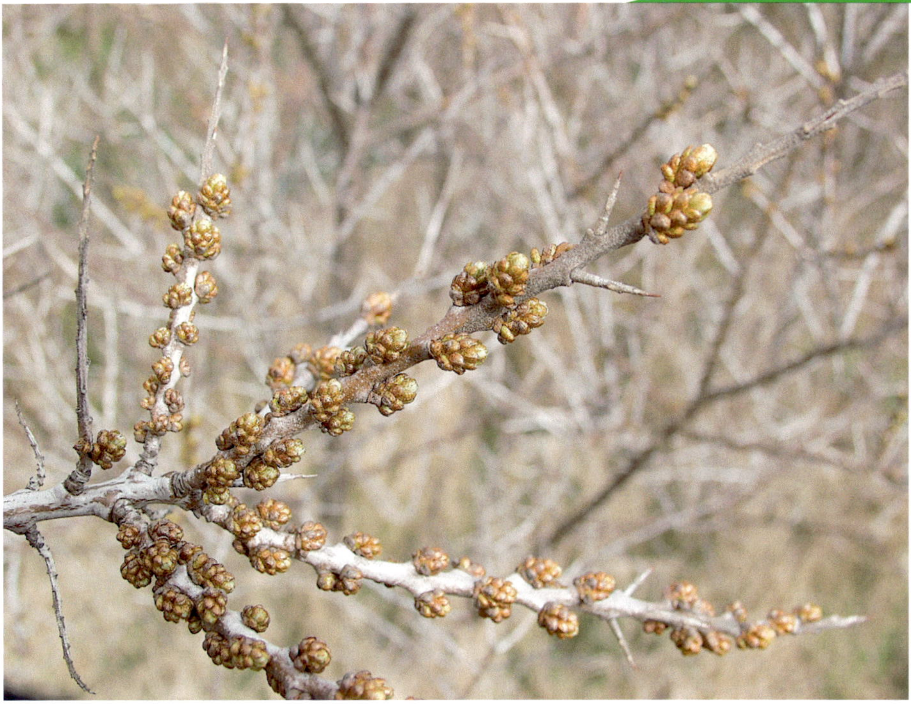

Weibliche Blüten des Sanddorn

Damit es überhaupt zum Fruchtansatz bei den weiblichen Pflanzen kommen kann, müssen weibliche und männliche Pflanzen unmittelbar zusammen angepflanzt werden.

Man rechnet dabei eine männliche Pflanze für 5 – 9 weibliche Pflanzen. Die männlichen Sträucher tragen ährenartige Blütenknospen und die weiblichen sind eher traubenartig.

Die männlichen Blüten öffnen sich früher als die weiblichen Blütenknospen, damit der Wind die Pollen bei ihrer Öffnung zur Befruchtung weht. Sie erscheinen vorlaubig und sind wirklich unscheinbar. Man hat Mühe, sie zu erkennen.

Trotzdem sind sie für den Fachmann während der vegetationslosen Zeit ein sicheres Merkmal, um männliche und weibliche Pflanzen eindeutig unterscheiden zu können. Sie erscheinen je nach Standort und auch Höhenlage von März bis Mai. Die Hauptzahl der Blüten öffnet sich im April.

Die Blütezeit erstreckt sich über etwa 10 Tage und ist sehr von den klimatischen Gegebenheiten des Jahres abhängig. Wärmere Witterung und Wind fördert den Blühvorgang, regnerische und kühle Witterung verschleppt die Blühdauer.

Die Blüten- und auch die Fruchtausbildung erfolgt auf der ganzen Länge (Lateral) der Vorjahrstriebe.
Zweijährige Triebe bilden keine Blüten mehr aus. Die neuen Blütenanlagen für die Ernte im folgenden Jahr sind bereits im August deutlich erkennbar.
Junge Büsche, die in der freien Natur aufwachsen, tragen im Regelfall im fünften Vegetationsjahr die ersten Blüten und die weiblichen Pflanzen die ersten Früchte. Wurzelausläufer, die noch mit der Mutterpflanze verbunden sind, fruchten bereits zwei Jahre früher.
Die männlichen Pflanzen tragen ährenartige Blütenstände, diese besitzen 10 bis 20 Pollenblüten mit einer auffälligen braunen Färbung. Sie brechen bei trockenem Wetter auf und geben die Pollen frei. Kurze Zeit nach dem Stäuben fallen die Blütenhüllen ab und es bleiben die leeren Spindeln der Blütenstände zurück.

Die Blühdauer der männlichen Blüten erstreckt sich nur über wenige Tage. Gefördert wird sie durch trockene, aber windreiche Witterung. Sie öffnen sich etwas früher als die weiblichen Blüten.

Fast unscheinbar und gelblich sind die Blütenhüllen der weiblichen Blüten. Der Griffel ragt weit heraus und die Narbe ist dicht mit Papillen besetzt.

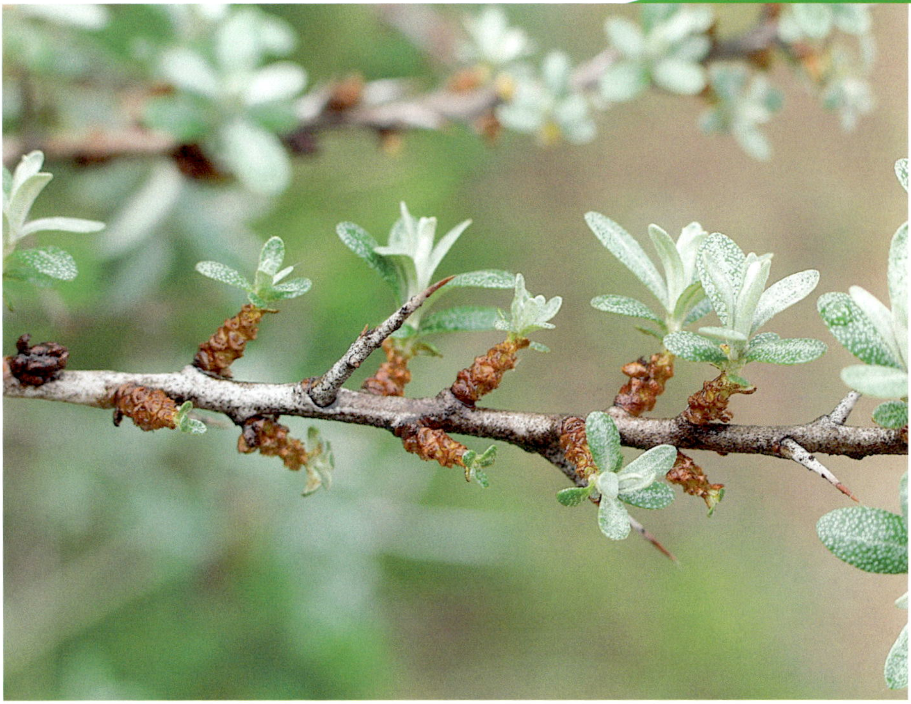

Männliche Blüten, mit den Spindeln der leeren Blütenständen. Aus der oberen Sprossknospe wächst ein beblätterter Trieb heraus.

Für Windbestäuber und damit auch für den Sanddorn ist typisch: die Blüten tragen keine Kronenblätter und auch keine Nektarien. Das Aufblühen erfolgt von der Basis zur Triebspitze hin. Unter der Terminalknospe liegende Augen treiben im Frühjahr zu drei- und viergabeligen Verzweigungen aus. Allerdings bildet der Sanddorn nur äußerlich an der Peripherie neue Triebe. Die Strauchmitte verkahlt und stellt im Alter bei einem Wildstrauch fast nur Totholz dar. Die jungen Triebe sind anfangs noch weich und sehr biegsam, zum Herbst hin werden sie härter und verholzen. Aus der Triebspitze entwickelt sich in dieser Zeitfolge der spitze Dorn. An diesem Holz werden im Folgejahr auch die Blütenanlagen ausgebildet. Unmittelbar nach der Blüte setzt auch die Begrünung des Strauches ein.

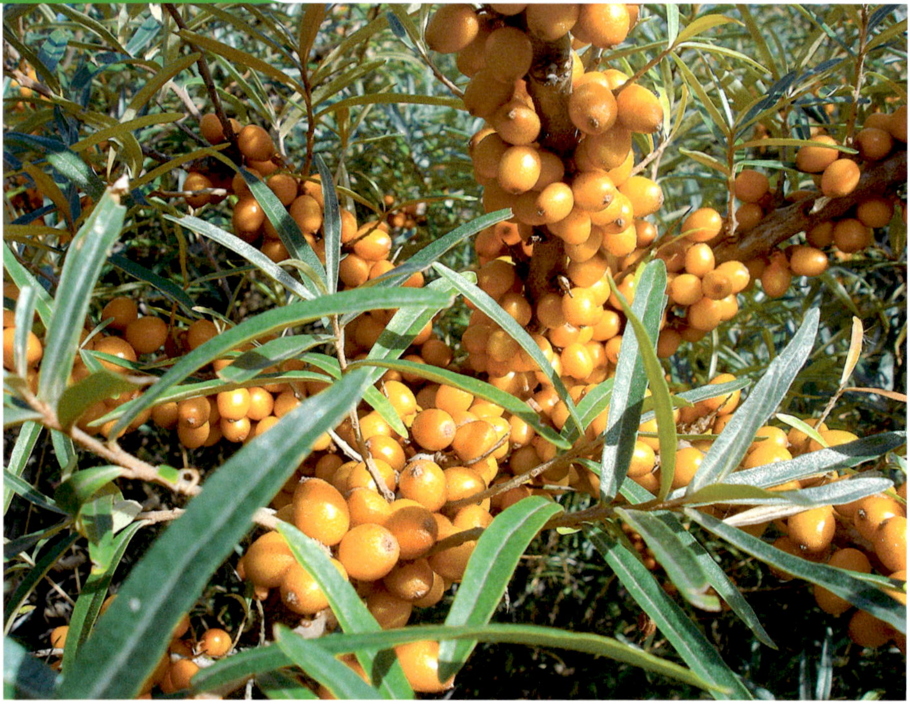

Ein Sanddornstrauch in voller Reife

Die Laubblätter werden ausgebildet und die Fruchtausbildung setzt nur bei den weiblichen Pflanzen ein. Die Früchte entwickeln sich aus dem Blütenboden.
Ab dem Frühsommer sind die kleinen zur Erntezeit etwa erbsengroßen fleischigen Früchte in leicht ovaler bis rundlich-ovaler Form zu erkennen. Zuerst sind sie klein und bilden sich später zu grünen Beeren aus.

Die Früchte unterscheiden sich in Größe und Form nach ihren Anbaugebieten. 100 Beeren wiegen je nach Standort 10 – 90 g, sind meist 7 – 8 mm lang und bis 6 mm breit. Sie haben eine derbe Haut, die bei aufgeplatzten Beeren am Strauch auch im Frühjahr - zur Blüte - noch gut sichtbar die weibliche Pflanze signalisiert.

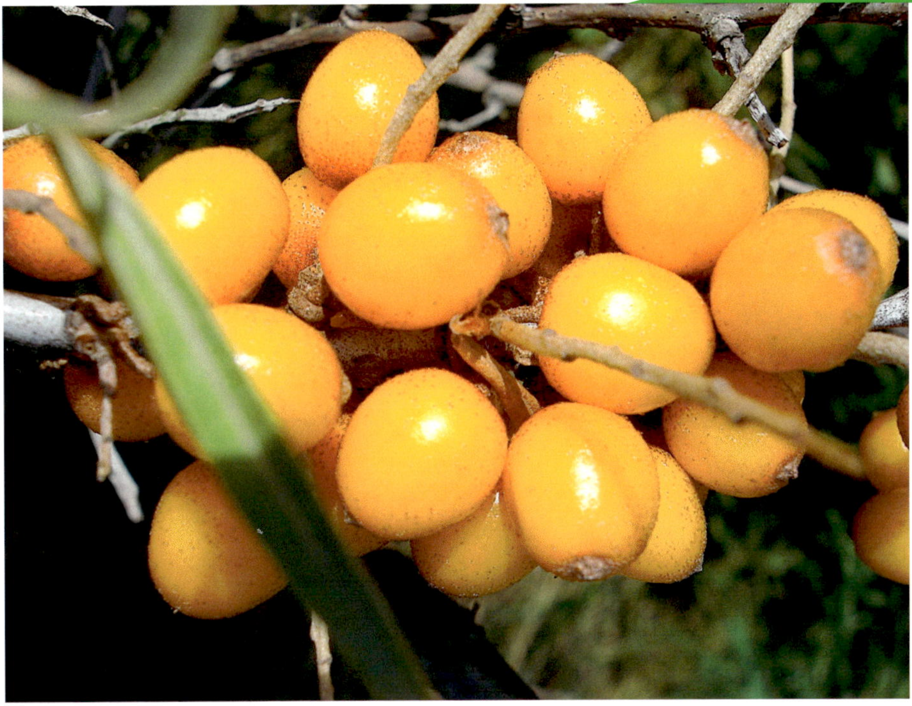

Pralle Sanddornbeeren kurz vor der Ernte

Die Beeren tragen vor allem an der Spitze Schildhaare. Als Obstart nimmt der Sanddorn mit seinen Früchten fast eine Sonderstellung ein. Sie sind sehr ölhaltig und außerdem reich an Vitamin C und Carotinoiden. Die asiatischen Früchte enthalten einen höheren Ölanteil und weniger Wasser. Bei uns in Europa ist es genau umgekehrt. Hätten die asiatischen Früchte einen hohen Wasseranteil, würden sie bei den extremen Temperaturen ganz schnell platzen. Auch die Früchte in den alpinen Regionen sind kleiner und haben einen höheren Ölgehalt als die Beeren an den Küsten der Nord- bzw. Ostsee. In den Ländern Asiens ist deshalb auch das Sanddornöl bekannter und verbreiteter als in Europa. Aus den hiesigen Beeren wird dafür mehr Saft und Mus gewonnen.
Ab Anfang August färben sich die Früchte in gelblichen Tönen, sie wirken sehr dekorativ.

Dann locken sie auch die Beerenfresser unter den Vögeln an. Es sind 6 – 8 mm große beerenartige Steinfrüchte, auch als Scheinbeeren oder auch Steinbeeren bezeichnet. Sie sitzen sehr dicht am Stamm und in den Zweigen.

Sie reifen ab September zur Erntefähigkeit heran. Die Beeren schmecken süßsauer, säuerlich bis sehr sauer, sie riechen ähnlich wie Ananas. Die Farbe der Früchte variiert von gelblich-orange bis hin zu rötlichen Tönen, oftmals korallenrot. Im saftigen Fruchtfleisch - es wird aus der fleischig angeschwollenen Blütenhülle gebildet - liegt eine einsamige schwarze Nuss. Das Fruchtfleisch selbst ist dickbreiig und relativ ölhaltig. Die Fruchthaut der Beeren ist längs gefurcht und derb; sie wird durch flache schildförmige Schuppenhaare getüpfelt. Die Nuss ist ölhaltig und hat außerdem noch Luft eingelagert, dadurch ist sie schwimmfähig.

Ab August sind in den Blattachseln schon die neuen Knospen für das kommende Jahr erkennbar. Die männlichen Blütenknospen sind bereits größer als die der weiblichen Pflanzen.

Die leuchtend gefärbten Früchte haben außerdem noch einen Zier- und Schmuckwert. Ob in der freien Natur oder in der Vase, Sanddorn sieht sehr dekorativ aus.

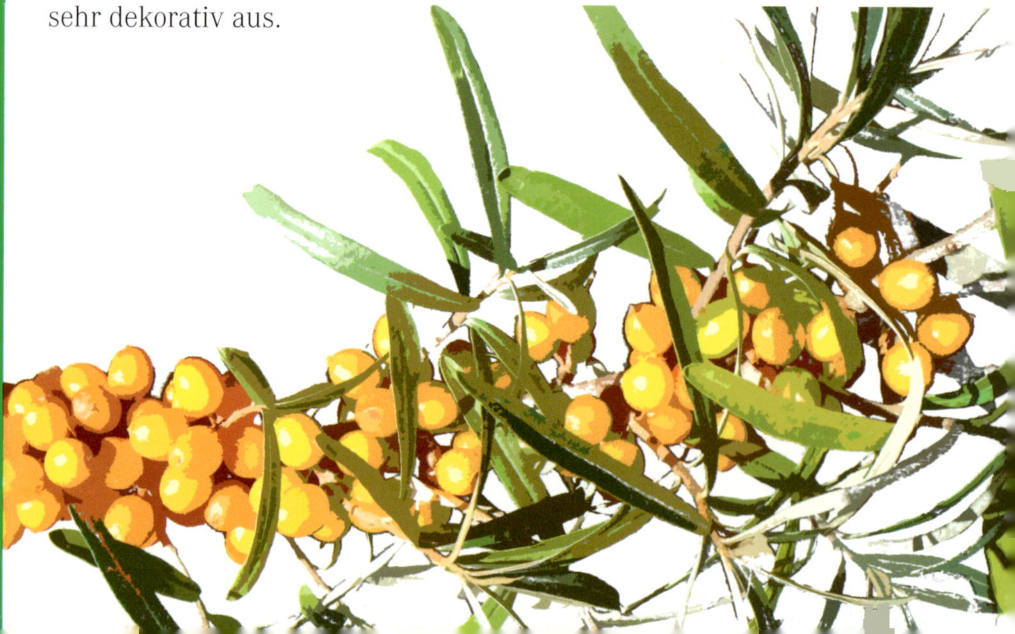

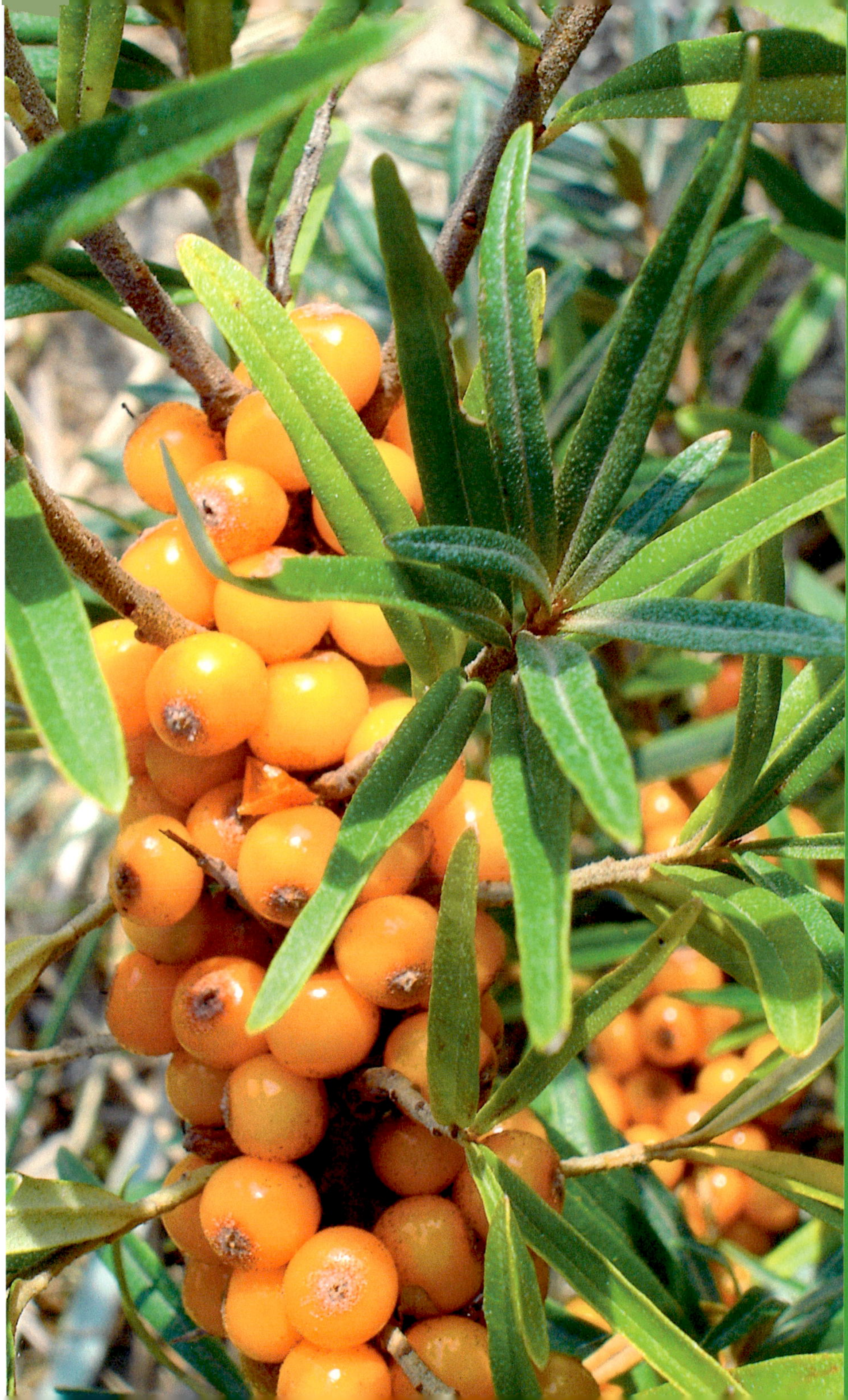

Ansprüche und Anbau

Die Vermehrung des Sanddorns erfolgt durch Aussaat, Stecklinge und durch Abnehmen der Wurzelausläufer, auch als Wurzelstecklinge bezeichnet. Sie bewurzeln am besten in Gewächshäusern oder in Frühbeeten. Die Samen bleiben im Allgemeinen bis zu drei Jahren keimfähig. In Versuchen keimten die Samen optimal, die nur ganz flach im Boden lagen. Samen, die durch Vögel verbreitet als Speiballen oder im Kot ausgeschieden wurden, zeigten keinen Unterschied in der Keimung zu abgefallenen Beeren. Vor der Aussaat das Fruchtfleisch von den Samenkernen (Nüssen) entfernen, weil es die Keimung hemmen soll. Die Samenkerne also mit Wasser vor der Aussaat auswaschen.
Die Keimung erfolgt bei Temperaturen zwischen 20 – 24° C. Die jungen Sämlinge werden dann ab dem zweiten oder dritten Anzuchtjahr ins freie Land versetzt.

Darauf hingewiesen wird, dass die Verbreitung der Samen durch verschiedene Vogelarten, aber auch durch Wasserströmungen oder Wind erfolgt. Die herunter gefallenen Samen des Sanddorns werden gern von Mäusen gefressen und junge Keimlinge von Kaninchen verbissen.

Sanddorn liebt Licht, viel Licht. Wenn die Lichtverhältnisse ihm zusagen, wächst er prächtig und trägt auch reichen Beerenansatz. Unter Schatten und unter hohen Gehölzen vegetiert er dahin und kann bei mangelndem Licht eingehen. In lockeren Gehölz- oder Windschutzstreifen entwickelt er sich noch gut.

Die Ansprüche des Sanddorns an den Boden sind nicht besonders hoch. Die Wurzeln bilden mit Bakterien eine Lebensgemeinschaft. Es sind symbiotische Strahlenpilze (Actinomyceten), die wir auch von den Leguminosen (Erbsen, Bohnen) kennen. Sie sammeln Stickstoff aus der Luft, der Strauch ernährt sich mit davon und es ist gleichzeitig eine Grundlage für die Verbesserung des Bodens.

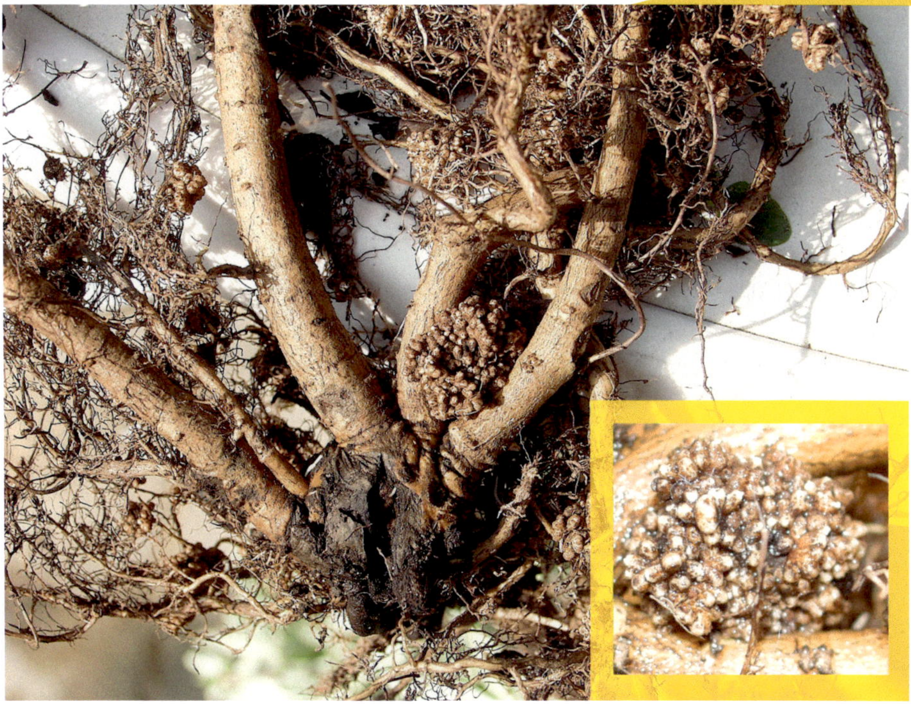

Wurzelknöllchen an der Hauptwurzel des Sanddorns

Der „Befall“ durch diesen Strahlenpilz erfolgt bereits beim Auskeimen. Deshalb sitzen auch die größten dieser Wurzelknöllchen (max. 8 x 7 cm) unmittelbar an der Hauptwurzel. Der jährliche Zuwachs soll 1 – 2 mm betragen. Der Pilz findet seine besten Lebensbedingungen auf gut durchlüfteten Böden wie auf Schwemmland, das nach dem Trockenfallen eine gute Durchlüftung aufweist.

Die in Symbiose lebenden Bakterien bilden an den Wurzeln Wucherungen aus, in denen sie Luftstickstoff umwandeln und davon leben. Besonders an der Hauptwurzel sind die Wurzelknöllchen am Größten, im Gegensatz zu den Nebenwurzeln.
Sanddorn wird auch gezielt auf ärmeren Böden zur Befestigung und Bodenverbesserung angepflanzt.

Anbau

Bevorzugt werden für den Anbau des Sanddorn sand- und kieshaltige Böden, die allerdings nährstoffhaltig sein sollten, kalkhaltig auf alle Fälle.

Sanddorn versagt auf nassen und sauren Böden, gedeiht aber gut auf Salzvorkommen (Küste). Der pH-Wert des Bodens sollte zwischen 6,0 und 7,8 liegen. Er meidet an natürlichen Standorten sauerstoffarmes Grundwasser und auch längere Überflutungen. Bei Uferbefestigungen sollte dies Berücksichtigung finden. Sanddorn verträgt aber Trockenperioden und Luftverunreinigungen gut. Er mag keine Bodenbedeckung, auch nicht sein eigenes verrottendes Laub.

Vermehrt wird der Gemeine Sanddorn im wesentlichen durch Wurzelstecklinge. Die Züchtung arbeitet auch mit Beerenauslese und zieht neue Pflanzen durch Aussaat heran. Die Pflanzen werden im zeitigen Frühjahr oder Spätherbst in unbelaubtem Zustand gepflanzt. Containerpflanzen mit einem gut durchwurzelten Ballen können ganzjährig in die Erde gebracht werden. Zu beachten ist unbedingt, dass bei dem zweihäusigen Gehölz männliche und weibliche Pflanzen in unmittelbarer Nähe gepflanzt werden müssen (1 männliches Exemplar zur guten Bestäubung auf 5 – 9 weibliche Pflanzen). Der Pflanzabstand beträgt etwa 2 m. Die männlichen Pflanzen stehen westwärts, damit im Frühjahr der Westwind die Pollen in Richtung weibliche Pflanzen/Blüten weht.

Die Sämlinge des Sanddorns tragen ab dem 5. Standjahr und die vegetativ vermehrten Pflanzen bereits ab dem 3. Standjahr Früchte.
Für den Laien ist die Unterscheidung von männlichen und weiblichen Formen sehr schwierig. Deshalb sollte man sich beim Kauf auf die Fachleute in den Baumschulen und Gartenfachmärkten verlassen.
Weibliche Büsche bis 5 Jahre haben meist graugrüne Zweige mit lockeren Knospenständen. Im Gegensatz dazu haben die männlichen Pflanzen eine rostbraune Färbung und die kegelförmigen runden Knospen sitzen viel dichter beieinander.

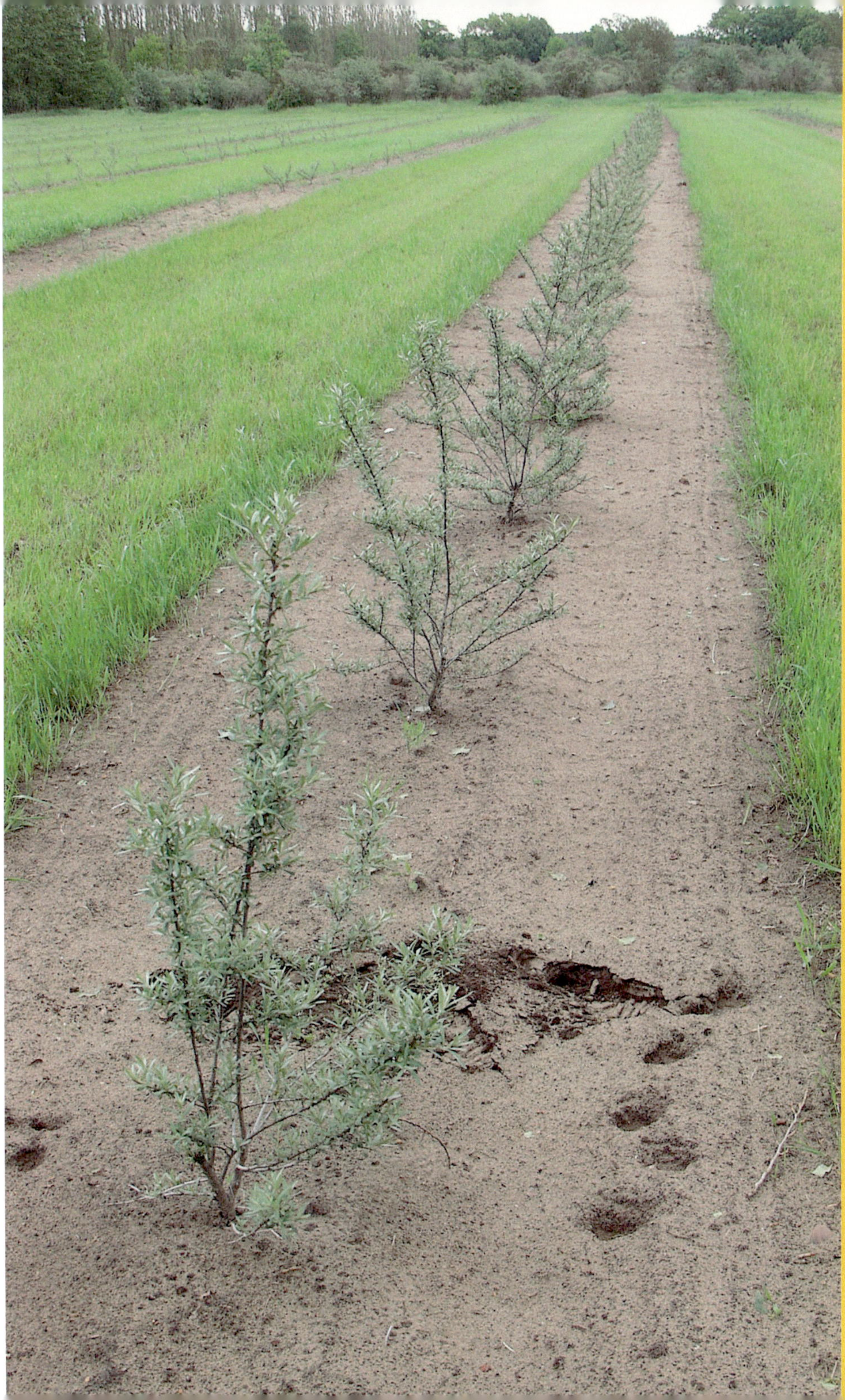

Gute Bestände gepflegter Sanddornsträucher tragen 18 oder gar 20 Jahre lang Beeren. Schnittmaßnahmen, früher wurden diese im Interesse des Wachstums der Pflanze verneint, sind bei frei wachsenden Pflanzen ohne Beerenernte nicht nötig, nur zur Wuchskorrektur. Ein starker Rückschnitt fördert neuen Austrieb – wichtig für die Beerenernte. Die Pflanzen werden gedrungener und wachsen auch dichter.

Die Beeren werden sehr gern von verschiedenen Vogelarten ab Herbst und auch im Winter als Nahrung angenommen. So erfolgt auch die Verbreitung des Sanddorns. Etwa 20 Vogelarten sind als Verzehrer der Sanddornbeeren bisher beobachtet worden.

Bereits im August sind Drosseln, Elstern, Krähen und Dohlen bei der Nahrungssuche in den Sträuchern zu finden. In den Herbst- und Wintermonaten kann man richtige Schwärme in den Sanddornhecken antreffen. Durch das weithin leuchtende Gelb der Beeren, auch für uns eine Augenweide, sind sie von den Vögeln leicht zu finden. Stare fressen die Beeren des Sanddorns besonders dann, wenn keine Holunderbeeren zur Verfügung stehen. Rotkehlchen, Gartengrasmücke und Blaumeise sind ebenfalls als Vertilger der Sanddornbeeren registriert worden.

Sanddornbeeren wurden auch in den Losungen von Wildschwein und Fuchs nachgewiesen. Tierische Schädlinge, die den Sanddornanbau in wirtschaftliche Frage stellen könnten, wurden bisher nicht festgestellt. Dennoch ist der Sanddorn für eine Reihe von Schaderregern als Wirtspflanze relevant. Gespinstmotten und Ringelspinner können durch den Fraß ihrer Larven Sanddorn schädigen. Auch für den Kleinen Pappel – Glasflügler gilt Sanddorn als Nahrungspflanze.
Außerdem wurden auch Gallmilben, hier die Sanddorngallmilbe, an den Blättern des Sanddorns in geringem Umfang festgestellt, ebenso Sanddornblattsauger, Sanddornfliege oder Sanddornmotte.

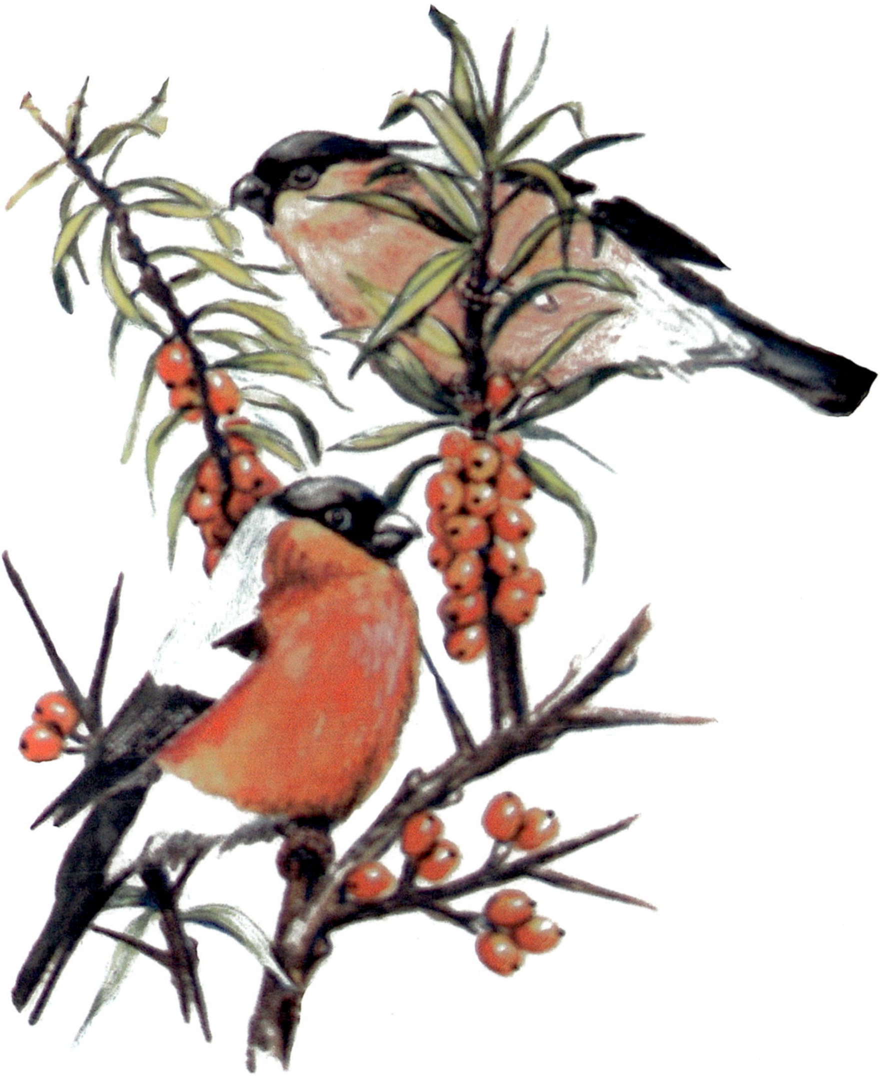

Buchfink und Gimpel mit Sanddornast (Zeitgenössische Grafik)

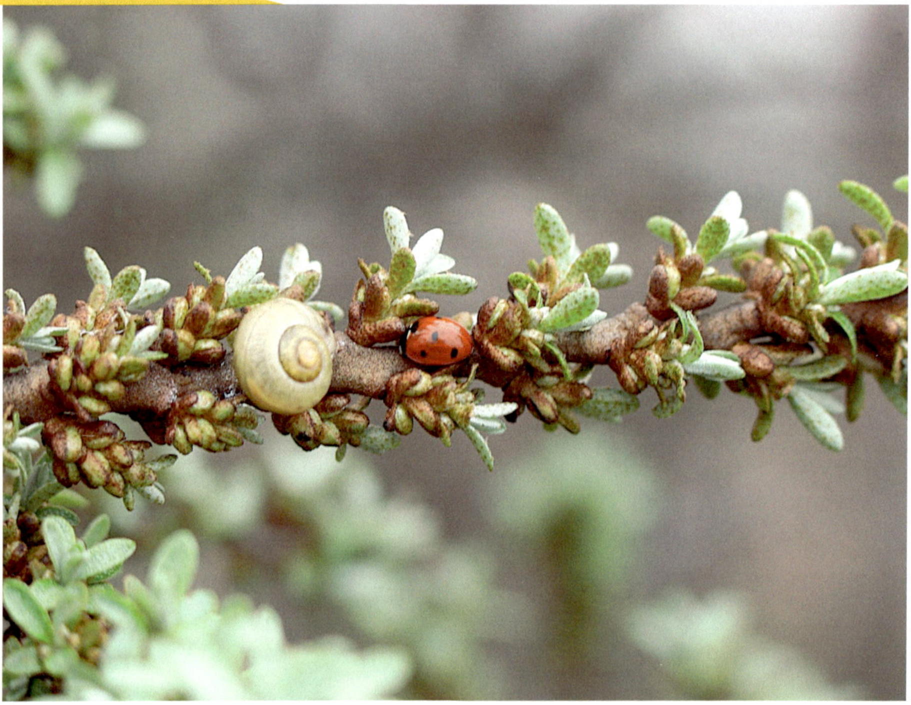

Schnecke und Marienkäfer bei der Nahrungssuche auf Sanddorn.

Gelegentlich treten Blattläuse, besonders die Sanddornlaus, auf. Möglich ist, dass bis zu 35 verschiedene Schaderreger am Sanddorn zu finden sind und ihnen als Nahrungsgrundlage dient. Die Namen der Schädiger verraten schon ihre spezielle Lebensweise auf dem Sanddorn.

Es kann eine Welkekrankheit auftreten, die Triebspitzen befällt und vertrocknen lässt. Der Befall durch den Porling (Fomes robustus) wird dagegen mancherorts schon als Gefährdung der Sanddornbestände angesehen, allerdings meist an älteren Beständen.

Bislang waren aber alle Schädigungen ohne nennenswerte Bedeutung für den Erwerbsanbau.

Kleine Sortenkunde

Weibliche fruchtragende Sorten	
Askola	starkwüchsige Sorte mit steil aufrechten Trieben; geeignet als Wildobst in Plantagen und größeren Gärten; tieforange farbstabile Früchte; Erntezeitraum Ende August bis Mitte September. Nicht für Kleingärten geeignet.
Dorana	schwachwüchsige Sorte; sehr dekorativ, für größere Gärten geeignet, für Plantagen nur bedingt; tieforange Früchte; Ernte beginnt Ende August bis Mitte September.
Frugana	straff aufrechter Wuchs; für größere Gärten und Plantagen geeignet, weniger als Zierstrauch wegen der schnell verblassenden hellorangen Früchte; Ernte Mitte – Ende August.
Hergo	breiter aufrechter Strauch; sehr dekorativ als Wildobst für größere Gärten und Plantagen, hellorange Beeren; Ernte Anfang – Mitte September.
Leikora	breiter aufrechter Strauch; geeignet für Schmuck- und Fruchtreisig; Gärten, Grünanlagen und Plantagen, tieforange Beeren mit langer herrlicher Leuchtkraft; Ernte Mitte September – Oktober.

Zur Produktion von Säften wurden die Sorten „Leikora“ (1979) und „Hergo“ (1983) gezüchtet. Beide haben besonders große Früchte und garantieren damit auch eine wesentlich höhere Saftausbeute als die Urformen. Wichtig ist auch, dass bei den genannten Sorten der Ascorbin- und Säuregehalt im Gegensatz zu Wildformen deutlich höher ist. Hergo, Frugana, Dorana und Askola werden als ausgesprochene Multivitamingehölze in den Sortenkatalogen ausgewiesen.

Männliche Befruchtersorten	
Pollmix 1/4	wachsen straff aufrecht, sind frosthart, windfest und frei von Krankheiten und Schädlingen
Pollmix 2/3	wachsen breit aufrecht, sind frosthart, windfest und frei von Krankheiten und Schädlingen

Männliche Sorten (Pollmix) sind zur Befruchtung unbedingt notwendig.
Man rechnet 1 männliche Pflanze auf 5 – 9 weibliche Pflanzen.
Sie unterscheiden sich in der Blattlänge und Blattausfärbung.

Die Ernte

Die Ernte der Sanddornbeeren war von alters her nicht einfach. Die Früchte sitzen sehr fest an den Zweigen und die Dornen verwehren den freien Zugriff. Die Beeren platzen bei Druck relativ leicht und der Saft spritzt umher.

Achtung: Es gibt deutliche Flecken auf der Kleidung.

Die Schale der Beeren ist mit Fruchthaaren oder so genannten Schülfern besetzt. Kommen diese bei der Ernte auf die nackte Haut können sie Juckreiz und zuweilen sogar ein brennendes Gefühl auf der Haut verursachen. Selbst im fertigen Saft verursachen sie einen leicht kratzenden Geschmack in der Kehle.

Unterscheiden muss man hier auch zwischen der urtümlichen Ernte für den Hausgebrauch und des wirtschaftlichen großflächigen Anbaues. Aber auch hier gibt es verschiedenartige Erntemethoden.

Die Reife der Beeren kann man am Geschmack erkennen. Frisch-säuerlich sollen die vom Strauch gepflückten Beeren schmecken. Obwohl die Beeren sehr lange am Strauch haften bleiben, kann die Ernte nicht auf die lange Bank geschoben werden. Sie verändern nach der überschrittenen Vollreife ihren Geschmack und auch der Vitamin C – Gehalt sinkt. Wenn die Beeren Frost bekommen, sind sie nicht mehr verwertbar.

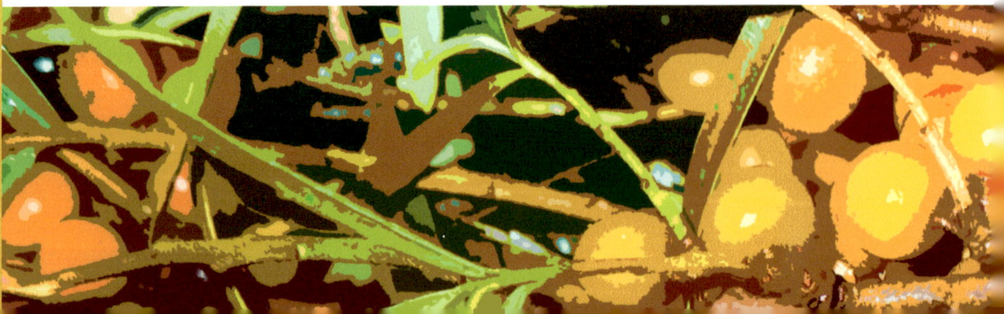

Der Ertrag schwankt zwischen 100 kg bis 5,65 t je Hektar. Diese Schwankungen sind der Anbautechnologie geschuldet: Sammelt man die Beeren mühsam in freien lichten Hecken oder werden sie maschinell aus erwerbsmäßigen Obstanlagen geerntet.

Hinweis: Zu beachten ist unbedingt, dass die Beeren nicht direkt mit Metall in Berührung kommen! Dann tritt ein Oxidationsprozess ein und der Saft verliert deutlich an Wertigkeit.

In der Mitte des vergangenen Jahrhunderts gab es auf dem Gebiet der DDR eine kleine Handpresse für die Gewinnung des Saftes. Er wurde direkt aus den Beeren gepresst, die am Strauch belassen wurden.
Mancherorts wird der Sanddorn auch „gemolken" Man zieht den Zweig waagerecht und hält ihn mit der einen Hand fest. Mit der anderen gut geschützten Hand fasst man um den Zweigteil mit den fest sitzenden Beeren und zerdrückt sie sofort am Strauch. Der austretende Saft wird in einem möglichst breiten Gefäß aufgefangen.

Im Erwerbsanbau werden vom Erntebeginn im September bis vor Frostbeginn im Oktober Beeren tragende Zweigstücke mit der Schere abgeschnitten und sofort der Frostung zugeführt. Nach der Schockfrostung werden die Beeren dann möglichst schonend – ohne Saftverlust – von den Zweigen gerüttelt und sofort verarbeitet.
Frost in der freien Natur und vielleicht noch über einen längeren Zeitraum wirkt sich negativ auf die Beeren aus (im Gegensatz zu Schlehen die danach erst geerntet werden sollten).

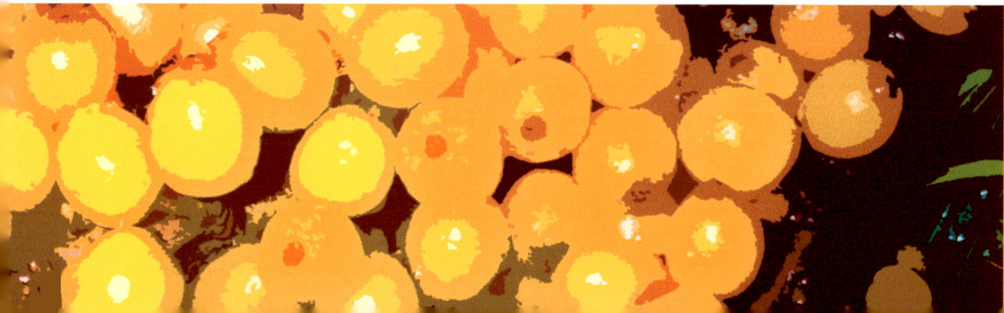

Auch für den eigenen Bedarf kann man eine Art „Schockfrostung“ durchführen. Kleine, mit Beeren dicht besetzte Aststücke werden abgeschnitten, vom Laub befreit in Plastiktüten verpackt und im Tiefkühler gefrostet. Danach lassen sich die Beeren „relativ“ leicht abschütteln und verarbeiten.

Für den privaten Bedarf können die Beeren auch mit einer Schere vom Ast getrennt, in Behältern aufgefangen und dann zur Saftgewinnung verwendet werden. Man kann auch kleine Aststücke mit vielen Beeren abschneiden, einfrieren (etwa einen Tag lang in die Tiefkühltruhe legen) und die Beeren kurz vor der Weiterverarbeitung von den Aststückchen streifen.

Generell wird die Regeneration der abgenommenen Äste aus den älteren verbliebenen Astpartien gewährleistet. So ergibt sich ein technologisch bedingter Ernteturnus von meist 2 Jahren.

Folgende Methode hat sich dabei bewährt: Stärkere Äste mit sehr gutem Fruchtbesatz werden mit einer Schnur waagerecht in gute Reichweite gezogen. Mit der Schere werden nun die vollreifen Beeren abgeschnitten und in einem Tuch oder in einer sehr großen Schüssel aufgefangen.

Das Abpflücken mit den Fingern ist sehr aufwändig. Außerdem werden dabei schon viele Beeren zerdrückt und der wertvolle Saft geht bereits beim Ernten verloren.

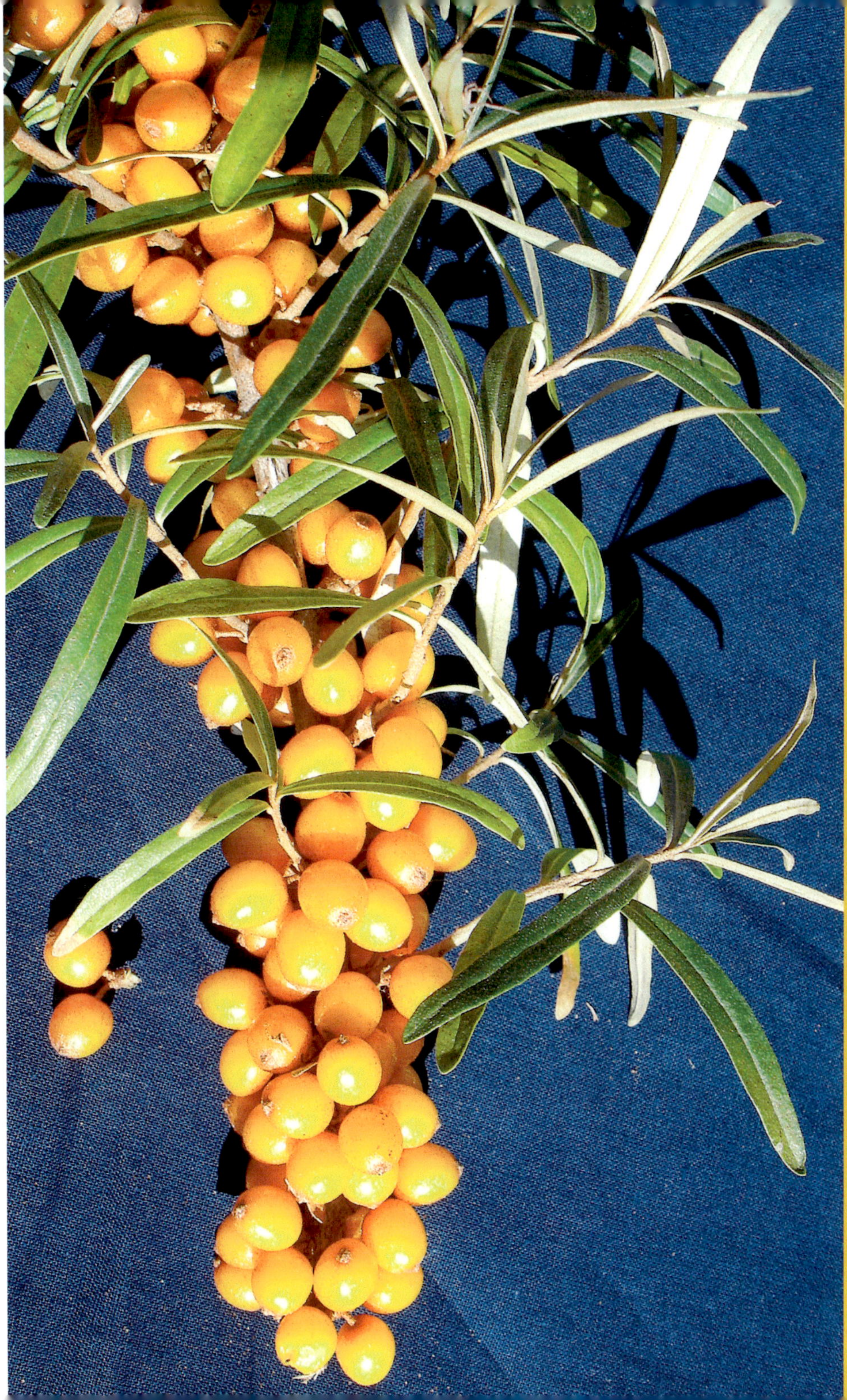

Sanddornbetriebe heute

Es gibt in Deutschland heute eine Reihe inzwischen auch sehr bekannter Betriebe, die Sanddorn im größeren Stil anbauen, verarbeiten bzw. verarbeiten lassen. In diesem Buch werden zwei sehr bewährte Sanddornbetriebe vorgestellt, die in den zurückliegenden Jahrzehnten auf diesem Gebiet wahre Pionierarbeit geleistet haben - stellvertretend für alle anderen, die in diesem Buch nicht genannt werden.

Sanddorn Storchennest GmbH, Ludwigslust

Storchennest®

Die Sanddorn Storchennest GmbH ist ein obstbaulich-landwirtschaftlich orientierter Betrieb, der 1993 aus der ehemaligen Gärtnerischen Produktionsgenossenschaft (GPG) Storchennest hervorgegangen ist.

Unter der Geschäftsführung von Frank Spaethe hat sich die Sanddorn Storchennest GmbH inzwischen zu einem anerkannten Sanddornanbau- und verarbeitungsbetrieb entwickelt.

Die Sanddornprodukte unter dem Namen „Storchennest“ sind zahlreich im Handel vorhanden und erhältlich.
Der Betrieb wird nach den Gesichtspunkten des ökologischen Landbaus geführt. Spezialgebiet ist der plantagenmäßige Anbau von Sanddorn.

Mit einer Anbaufläche von ca. 80 ha bewirtschaftet die Sanddorn Storchennest GmbH damit die größte zusammenhängende Sanddornplantage Deutschlands. Die Beeren werden schon seit 2004 komplett für die Herstellung eigener Produkte verarbeitet. Dazu gehören verschiedene Säfte und Nektare sowie einige Aufstriche, Liköre, Essige und Öle sowie diverse Teemischungen.

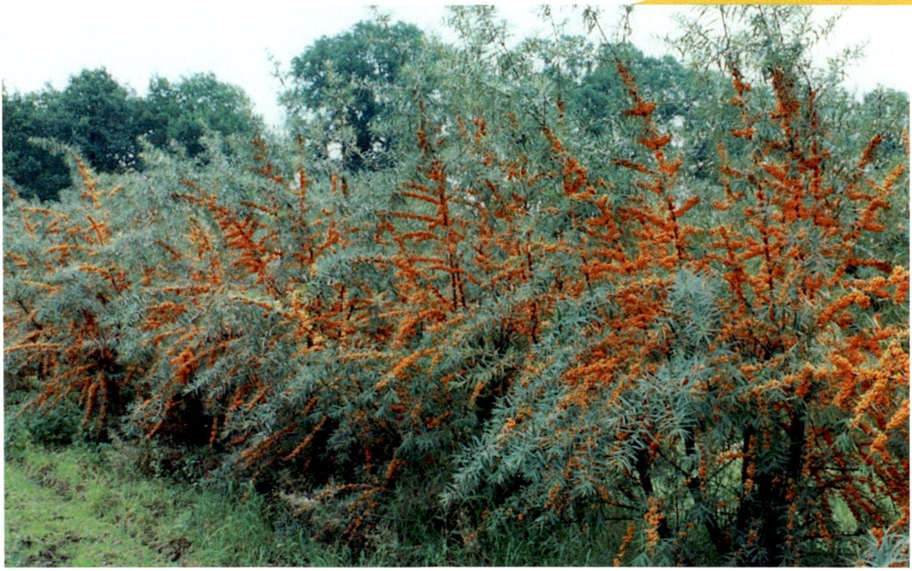

Darüber hinaus werden noch zahlreiche weitere Produkte vermarktet, die mit Sanddorn in Verbindung stehen, so zum Beispiel einige Kosmetikprodukte, in den das äußerst wertvolle Sanddornöl Verwendung findet. Seit kurzem beschäftigt sich auch der neu gegründete Verein „Sanddorn Erlebniswelt“ e.V. i.G. mit den Themen rund um den Sanddorn.

Vor allem soll der Standort Ludwigslust als Kompetenzzentrum für das Thema „Sanddorn“ durch Schaffung regionaler Entwicklungsmodelle gesichert werden. Durch den Ausbau des Standortes sollen Interessierte aus der ganzen Welt stärker als bisher auf den Sanddorn und seinen wertvollen Bestandteilen aufmerksam gemacht werden.

Im Jahre 2005 gelang es der Sanddorn Storchennest GmbH bereits japanische Wirtschaftsleute auf sich aufmerksam zu machen. Die Japaner waren sehr daran interessiert, die Ludwigsluster Sanddornprodukte auf den japanischen Markt zu bringen.

Christine Berger – Werder

Vom Ein-Frau-Betrieb zum mittelständischen Unternehmen

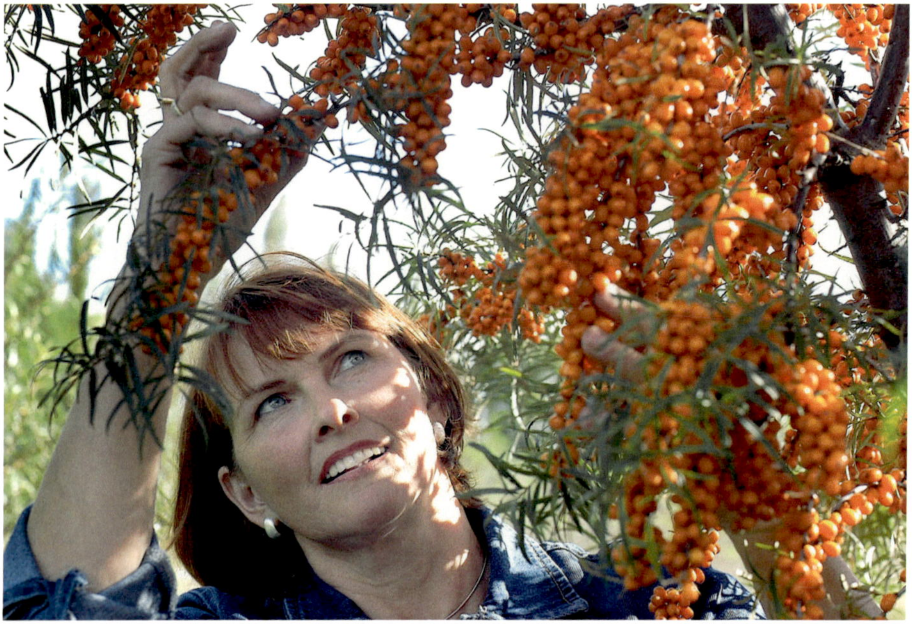

Christine Berger in der Sanddornplantage

1993 machte sich Christine Berger selbständig mit der neu gegründeten „Christine Berger und Partner OHG". Damals, nach der Wende, suchte sie zunächst neue Absatzmöglichkeiten für den Sanddorn aus Brandenburg, der ursprünglich als vitaminreicher für die Verarbeitungsindustrie eingesetzt werden sollte. Zu den ersten Produkten gehörten drei Sanddornsäfte. Der Einstieg war sehr mühsam. Inzwischen wurde aus dem ein – Frau - Unternehmen ein mittelständischer Betrieb mit 20 Mitarbeitern und einer leistungsfähigen Produktion.

Der Frucht-Erlebnis-Garten – Ausgangspunkt der Sanddornspezialitäten und Zentrum für Experten

Das Unternehmen fand seinen Sitz in einer ehemaligen Gärtnerei in Petzow in der Nähe von Potsdam.
Als Christine Berger mit der Verarbeitung von Sanddorn begann, war die Frucht in weiten Teilen Deutschlands unbekannt.

Fasziniert von der Vielfalt der Nutzungsmöglichkeiten und überzeugt von der Heilkraft für den Menschen hatte sie die Idee, einen Ort zu schaffen, der sich dem Sanddorn widmet und die Pflanze in ihrer Umgebung erlebbar macht. So entstand das Konzept des Frucht-Erlebnis-Gartens in Petzow bei Potsdam. Hier begegnen sich mittlerweile nicht nur Sanddorn-Experten aus aller Welt, sondern der Frucht-Erlebnis-Garten der Christine Berger ist zu einem Zentrum für alle geworden, die unter dem Motto „sehen ‚riechen, schmecken“ ein erholsames und lehrreiches Naturerlebnis suchen.

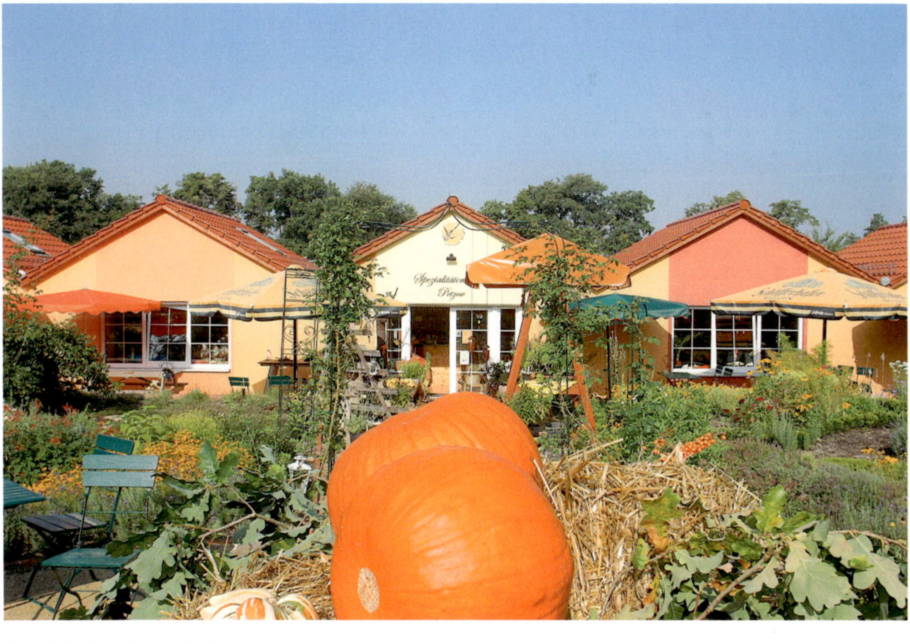

Frucht-Erlebnis-Garten in Petzow

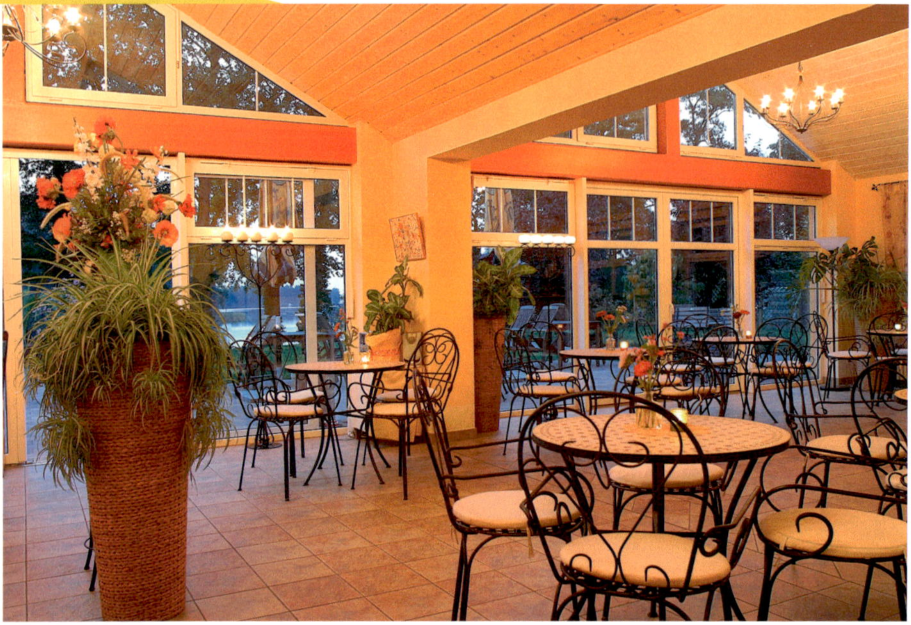

Restaurant Orangerie am Glindower See

Auf dem weitläufigen Gelände finden sich auch die in Anlehnung an die großen Glasbauten der ehemaligen Gärtnerei im Gewächshausstil gestalteten Gebäude mit den Verkaufsstätten, Spezialitätenmarkt und Hofladen.

Christine Berger hat darüber hinaus mit dem Restaurant Orangerie, das idyllisch mit Blick auf den Glindower See gelegen ist, eine weitere Idee verwirklicht: Das Erleben der feinen Sanddornküche. Hier kann der Gast die vielfältigen Verarbeitungsmöglichkeiten des Sanddorns kennen und lieben lernen.

Die mit Liebe zum Detail gestalteten Abendveranstaltungen der Reihe „Essen mit Kultur“ und die alljährlich immer am 2. Septemberwochenende stattfindenden Sanddornfeste locken viele Besucher aus ganz Deutschland in den Frucht-Erlebnis-Garten.

Wir von hier – Regionaler Bezug ist uns wichtig

Die Christine Berger GmbH veredelt ausschließlich einheimisches Obst und vermarktet die Produkte mit dem Label: Christine Berger als Werderaner Havelland Spezialitäten auch weit über die Brandenburgischen Landesgrenzen hinaus.

Christine Berger und ihr Team sind stolz auf die Erfolge. Um immer weitere Variationen innovativer Naturkostprodukte aus Sanddorn und heimischen Wildobstsorten entwickeln zu können, arbeitet das Unternehmen verstärkt mit Kooperationspartnern aus der Umgebung, z.B. mit einheimischen Handwerksfirmen, die eine gute Idee haben und interessante Produkte und Dienstleistungen anbieten.

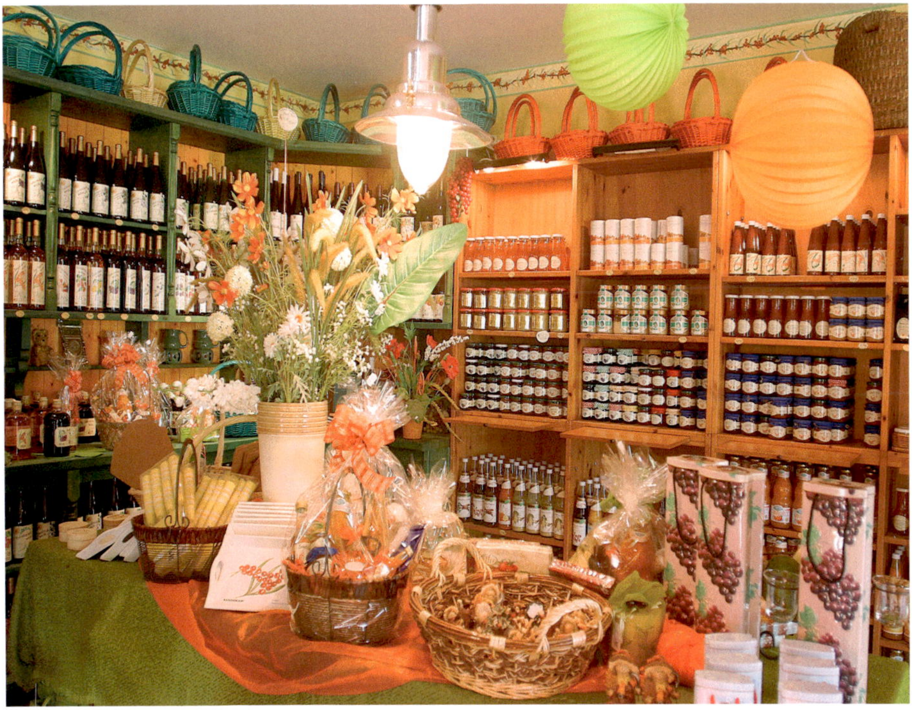

Ladengeschäft in Petzow

Philosophie – Quality matters
Der gute Kontakt zum Kunden steht an erster Stelle

Für Christine Berger macht der intensive und individuelle Kundenkontakt einen großen Teil ihres Erfolges aus. Deshalb legt sie größten Wert auf die Personalentwicklung. Regelmäßige Schulungen für Ihre Mitarbeiter im Innen- und Außendienst sind deshalb selbstverständlich. Die Kunden, gesundheitsbewusste und anspruchvolle Verbraucher vom Enkel bis zur Großmama, wissen das zu schätzen und halten Christine Berger die Treue.

Sanddorn aus Überzeugung kontrolliert biologisch

Der Kundenkontakt kann noch so gut sein, stimmt die Qualität der Ausgangsstoffe nicht, steht das Unternehmen auf wackligen Füßen. Die Sanddornfrüchte von Christine Berger wachsen frei von Umweltbelastungen und chemischen Düngemitteln im kontrolliert biologischen Anbau auf der 30 ha großen eigenen Sanddornplantage und den Brandenburgischer Feldern. Geschnitten und schockgefrostet werden die mit dem Bio-Siegel versehenen Beeren auf schonende Art weiterverarbeitet, so dass die wertvollen Wirkstoffe garantiert erhalten bleiben.

50 mal gesunde Energie – Produktvielfalt made by Christine Berger

Die Auswahl reicht vom klassischen Saft über Weine, Liköre, Obstler, Fruchtaufstriche, Tees, Gummibärchen bis hin zur Naturkosmetik. Viele der Produkte sind mit den anerkannten Gütesiegeln von „Pro Agro“ und der CMA als Brandenburger Qualitätsprodukt versehen. Im Laufe der Zeit wurde die Produktpalette um Wildfruchtprodukte wie Holunder, Schlehe, Brombeere, Hagebutte und viele mehr erweitert.

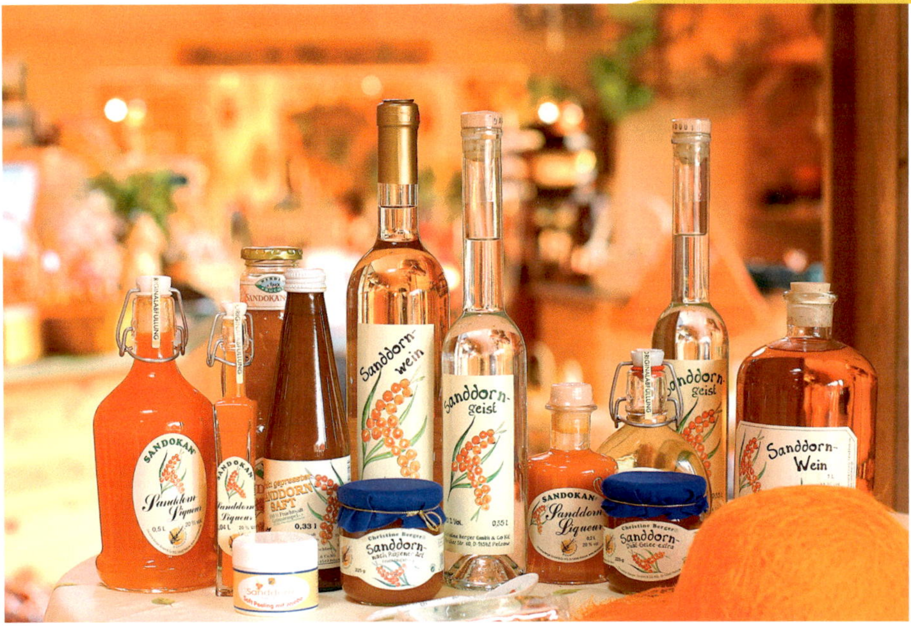

Ausgewähltes reichhaltiges Produktangebot

Sanddornspezialitäten in ganz Deutschland gefragt

Das engagierte Vertriebsteam der Christine Berger GmbH verkauft die Qualitätsprodukte in ganz Deutschland und ins europäische Ausland.

Zu finden sind sie in den Regalen von Feinkost- und Naturkostläden und in den Spezialitätenabteilungen großer Warenhäuser. Ausgewählte Hotels und Restaurants verarbeiten die Sanddornvariationen vom Öl bis zum Sanddornsenf.

Vertrauen Sie Sanddornprodukten mit unserem Qualitätssiegel:

Christine Berger

Traditionspflege und Brauchtum rund um den Sanddorn

Durch das gestiegene Interesse am Anbau und der Weiterverwertung des Sanddorns in der vielfältigsten Art haben sich besonders in den letzten Jahrzehnten Traditionen und ein Brauchtum rund um den Sanddorn entwickelt. Dazu gehören das Küren von Sanddornkönigen, jährlich stattfindende Sanddornfeste und auch die breite Angebotspalette von Sanddornprodukten aller Art.

Sanddornkönige

So wurde schon zu DDR-Zeiten auf der Insel Rügen die erfolgreichsten Pflücker als Sanddornkönige geehrt. Im Jahre 1986 kam das Ehepaar Gudrun und Fritz Neumann aus Saßnitz zu Königsehren. Sie ernteten nahezu 3,5 t Beeren im Herbst des Krönungsjahres. Sie waren richtige Profis, denn sie erarbeiteten sich diese Auszeichnung insgesamt 10 Mal. Fritz Neumann schnitt mit einer Gartenschere die größeren Äste ab und brachte sie zur Weiterbearbeitung seiner Frau Gudrun. Diese entfernte ebenfalls mit einer Gartenschere die Blätter und Dornen und schnitt dann die Aststücke auf die richtige Größe für den Transport in die Erntebehälter. Das Ehepaar Neumann nahm über 30 Jahre lang im September an der Sanddornernte teil.

Die besten Ergebnisse der jährlichen Sanddornernte wurden mit der Verleihung der Würde eines „Sanddorn-Königs“ geehrt. Das Ehepaar Neumann erreichte paarmal die Königswürde. Sie haben mehrere Alben mit Fotos, Zeitungsausschnitten und vielen persönlichen Aufzeichnungen angelegt. Diese werden gut gehütet und gern auch interessierten Gästen gezeigt.

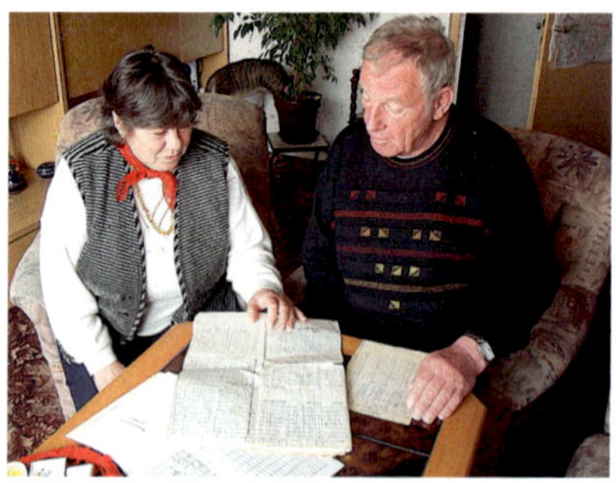

Das Ehepaar Neumann aus Saßnitz/ Insel Rügen beim Blättern in ihren „Sanddornunterlagen“.

Sanddornfeste

Die im Norden der Insel Rügen gelegene Gemeinde Glowe lädt gemeinsam mit dem Tourismusverein jedes Jahr am letzten Augustwochenende zum Sanddornfest ein. Hier dreht sich alles um Sanddorn und die Gesundheit überhaupt. Dieses Fest wird mit einem prächtigen Festumzug und der Krönung des „Sanddorn-Königspaares" - nun schon seit 2002 - durchgeführt. Im Jahre 2005 nahmen an diesem Umzug 27 geschmückte Wagen teil, im ersten Jahr waren es 12.

Weiteres Wissenswertes

Wie auch bei anderen Produkten gibt es bei der Verwertung von Sanddorn Auszeichnungen. So wurde als „Produkt des Jahres" 1998 der Sanddorn-Orange-Joghurt der Firma Söbbecke aus Gronau-Epe / Münsterland auf der Bio-Fachmesse gekürt.

Nachdem nun der Sanddorn von breiten Kreisen als Vitamin-Produkt wahrgenommen wurde, gibt es natürlich auch Teetassen mit dem „Sanddornbild". Ebenso Tabletts und natürlich auch Teedosen in verschiedenen Größen mit Sanddornmotiven. Der Sanddorn findet sich sogar in Liedern wieder. Die Pop- und Kultsängerin Nina Hagen sang in ihrem Hit „Du hast den Farbfilm vergessen, oh Michael..." über den so bodenständigen und zur Insel gehörenden Sanddorn folgenden Liedvers:
„Hoch stand der Sanddorn am Strand von Hiddensee".

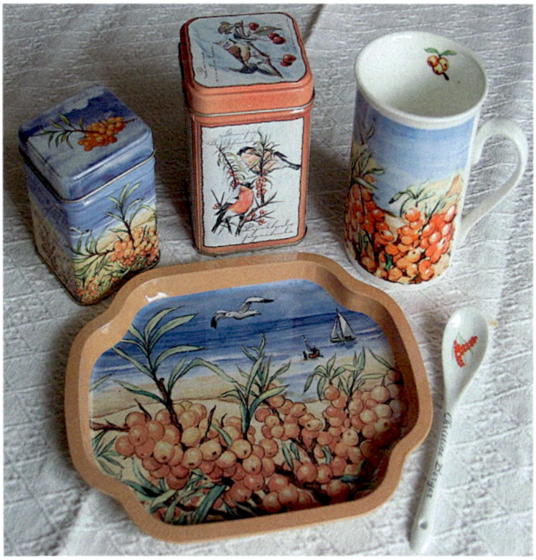

Sanddornhexe – Insel Rügen

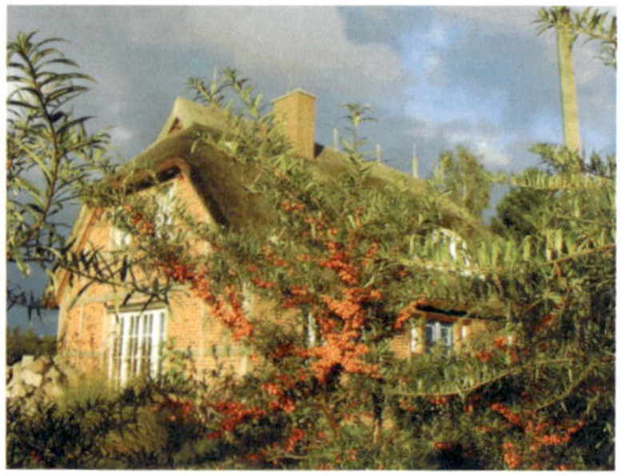

Die Insel Rügen ist nicht nur landschaftlich eine sehr abwechslungsreiche und schöne Insel, sondern mit ihren Sagen und Geschichten auch eine richtige Märcheninsel und da ist die „ Sanddornhexe“ eine sehr lebendige sagenhafte Gestalt... Seit September 2001 zieht sie über das Land und wie der Sanddorn liebt auch die „Sanddornhexe“ als richtiges Inselkind die Sonne, den Wind, sandigen Boden und die Nähe zum Meer. So lebt in der weiten und stillen Landschaft Rügens ganz versteckt die „ Sanddornhexe“.

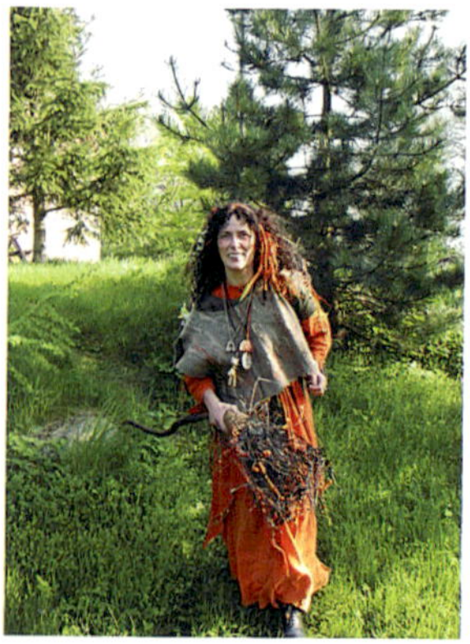

Sie sammelt Sanddorn, Wildfrüchte, Kräuter und braut daraus köstliche „Sanddornzaubereien“, die sehr begehrt sind.

Mit etwas mehr Glück kann man ihr auf Märkten und Festen der Insel oder auch über die Inselgrenzen hinaus begegnen und ihre handgefertigten „Sanddornleckereien“ als originelles und gesundes Mitbringsel erwerben. Rund um das Thema Sanddorn hat sich die „Sanddornhexe“ mit ihren fleißigen Helfern weitere ideenreiche, liebevoll gestaltete Inselmitbringsel ausgedacht. Ob Keramik mit Sanddornmotiven, handgebundene Rezeptbücher oder Bücher für „Hexengeheimnisse“, bemalte Steine oder für Kinder Malstifte vom „Zauberbaum“ aus dem „Sanddornhexenreich“, lustig genähte Kleider in den Sanddornfarben für kleine Hexen...

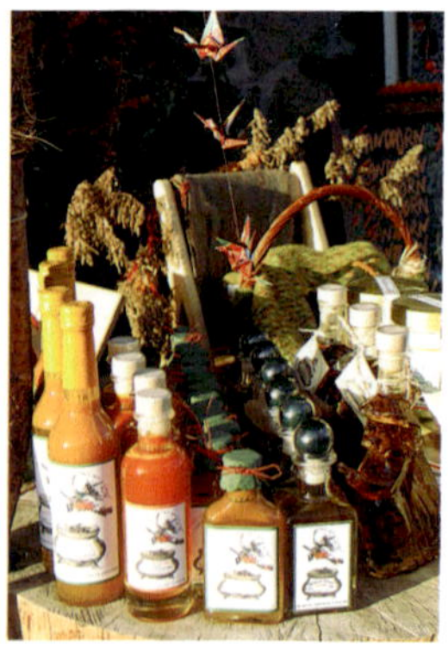

Besonders begehrt, nicht nur bei den kleinen Gästen, ist die „Sanddornhexe“ als lustig fliegende Figur in Miniatur, die „Zauberkräfte“ verleiht und

Glück bringen soll, man muss nur fest daran glauben ...
Auch „Sanddornzauberkisten" werden nach Wunsch gepackt, je nach Anlass gestaltet und in die weite Welt verschickt, solange der Vorrat reicht...
Bei der „Sanddornhexe" gibt es keine Massenware, alles ist mit Herzblut erdacht und in Handarbeit hergestellt. So wird auf manch ein begehrtes Inselprodukt gern einmal gewartet, auch wenn „ Hexen" ja eigentlich „hexen" können...

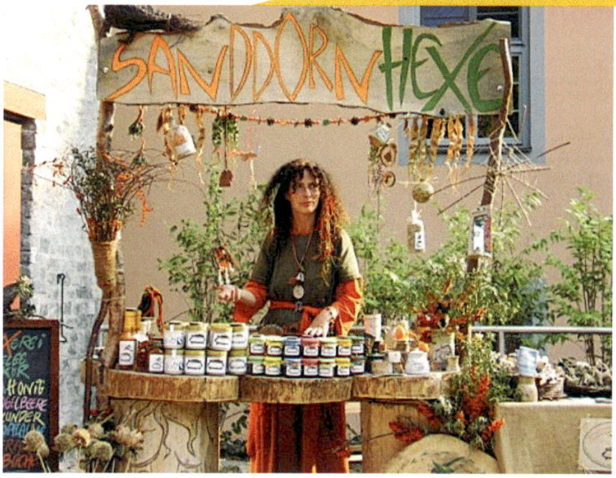

Die „Schätze der Natur", Sagen, Bräuche und Geschichten aus längst vergangenen Tagen – das möchte die „Sanddornhexe der Insel Rügen" in den Menschen wieder wach rufen, um den Naturreichtum, die Seele und das Schaffen unserer Ahnen zu achten und zu erhalten. Unter dem Titel „Sanddornhexenzauber auf einer geheimnisvollen Insel..." entführt die „Sanddornhexe" die großen und kleinen Gäste in die Sagenwelt und in die „Schätze der Natur" Rügens und nicht zu vergessen, mit den „Sanddornzaubereien" aus dem „Hexenkessel".
Auch Heiratswillige können sich von der „Sanddornhexe" mit einem unterhaltsamen Programm um alte Hochzeitsbräuche so „behexen" lassen, dass ihre Liebe hoffentlich ewig hält...
Und wer das Ende der Inselwelt entdeckt, kann sogar bei der „Sanddornhexe" idyllische Urlaubstage im „Hexenhaus" verbringen.

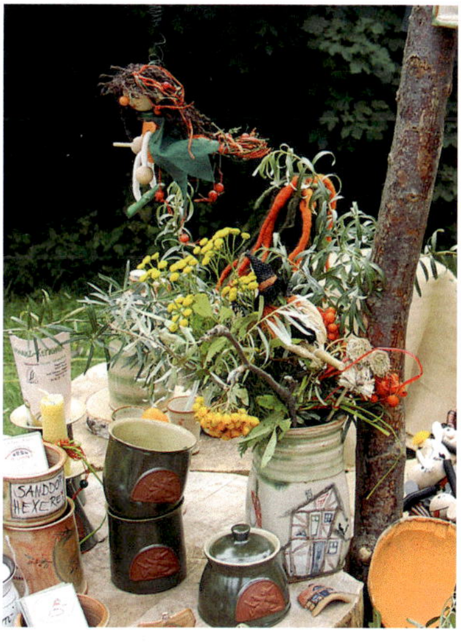

Hinweis:
Verkauf der Produkte auf Märkten oder von April bis Oktober eines jeden Jahres im Geschäft der „Ummanz-Keramik" in Waase / Insel Ummanz.
Gleich neben der Inselkirche.
Verkauf direkt bei der „Sanddornhexe"
N u r nach telefonischer Absprache.
Tel. 038 305/ 55 180

Foto und Text: Die „Sanddornhexe – Insel Rügen", Silke Stephan

Sanddorn als dekorativer Schmuck

Die beerentragenden Äste des Sanddorns wurden in der Vergangenheit wie auch heute noch gerne als Deko- und Schmuckelemente, nicht nur von den Floristen, verwendet.

Besonders viele Beeren tragende Äste des Sanddorns wurden z.B. in den Jahren 1925 – 1930 als Schmuckreisig geschnitten und von Händlern in die Großstädte gebracht. Manche Bestände sollen sehr unter diesem Raubbau gelitten haben und waren der Zerstörung nahe.

Im Gegensatz dazu ist der Brauch, Zweige für die Ausschmückung der guten Stube zu verwenden, auf Hiddensee schon sehr alt und wurde immer in vernünftiger Weise durchgeführt.

Für die Küstenregionen an der Nord- und Oststee wird generell von diesem herbstlichen Brauchtum berichtet, auch aus Belgien. Die Zweige wurden damals meist den ganzen Winter über in den Zimmern belassen.

Das Holz des Sanddorns lässt sich gut bearbeiten und wird deshalb von Drechslern und Holzbildhauern geschätzt.

Einer verbreiteten Nutzung steht der schwierige Erwerb des Holzes und die nicht allzu starken Äste entgegen.

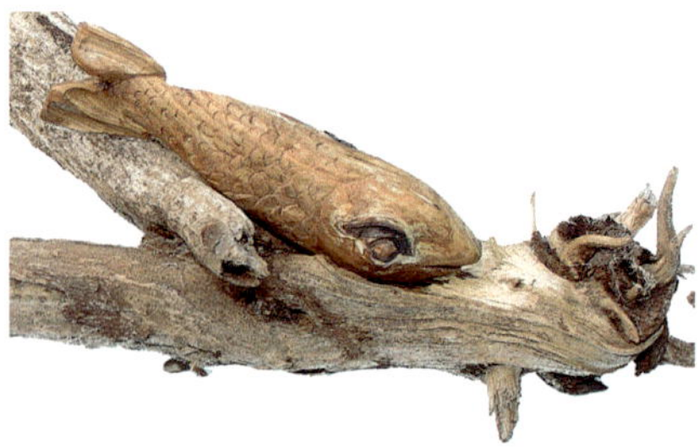

Holzbildhauermeisterin Silke Krempien, Schwerin, schnitzte für dieses Buch aus Sanddornholz einen kleinen Fisch

Die Blätter und auch die Beeren wurden zum Färben von Stoffen verwendet. Man erzielt damit eine schöne rötlichbraune Farbgebung. Sie soll aber besonders bei Wolle nicht allzu leuchtend sein.

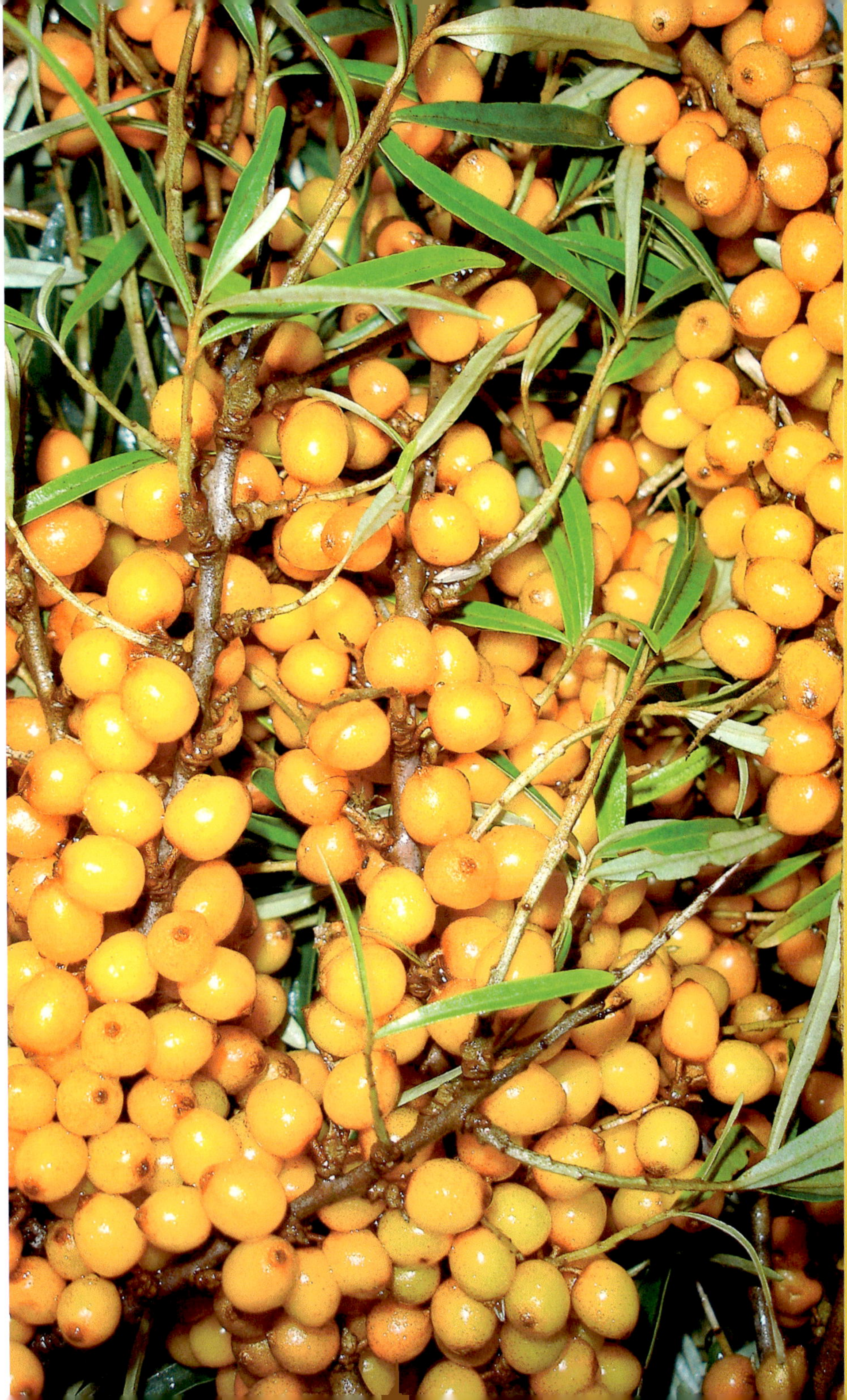

Heilwirkungen des Sanddorns

Sanddorn und seine Bestandteile werden heute vielfältig verwendet. Die Verwertung der Beeren des Sanddorns finden in der Medizin, Kosmetik und Ernährung eine immer größere Bedeutung.

Die besondere heilende und gesundheitsfördernde Wirkung des Sanddorns ist in seinen Inhaltsstoffen begründet.

Inhaltsstoffe der Sanddornbeeren

Je nach Standort, Witterung und auch Höhenlage ergeben sich unterschiedliche Anteile der einzelnen Wirkstoffe am Gesamtvolumen der gelben bis korallenroten Früchte.

Sanddorn wird als Polyvitamingehölz bezeichnet. Diese Einordnung trifft auf viele Wild- und Kulturobstarten zu.

Als besonderes Merkmal des Sanddorns ist der hohe Vitamin C- Gehalt im Vergleich zu anderen bekannteren Vitamin-C-Produzenten wie Hagebutte, Zitrone, Schwarze Johannisbeere und Kartoffel herauszustellen. Er ist höher als bei den „Zitronen des Südens“ und auch höher als bei manch wertvoller Apfelsorte. Er liegt zwischen 130 – 450 mg/100 g Frucht. Allgemein wird eingeschätzt, dass dieser Wert etwa 10 x höher als beim Apfel ist. Natürlich schwankt dieser doch breit gefächerte Wert je nach Sorte, Herkunft des Sanddorns, Standort und Erntejahr – viel oder wenig Sonnenschein. Auch der Zeitpunkt der Ernte hat auf den Vitamin C- Wert der Früchte einen großen Einfluss.

Inhaltsstoffe der Sanddornbeeren / 100g Fruchtbeeren	
Wasser	79,0 g
Eiweiß	2,8 g
Fett	5-8,5 g
Kohlenhydrate	6,0 g
Rohfaser	0,8 g
Säure	3,0 g
Fruchtfleischöl	2,0 g
Kernöl	2,0 g
Flavon-Glykoside , organische Säuren, Vitamin C, Vitamin ACE-Komplex	
Ascorbinsäure (Vitamin C)	130-450 mg
Provitamin A (Betakarotin)	4-8 mg
Vitamin E	5-15 mg/ 100g Tocopherol
Vitamin K	1 mg
Vitamin B1	0,02-0,04 mg/ 100g Thiamin
Vitamin B2	0,003-0,05 mg/ 100g Riboflavin
Vitamin B9	0,8mg/ 100g Folsäure
Vitamin B12	
Vitamin P	aktive Bioflavonoide, Phytosterine
Vitamin F	
Flavonoid Quercetin	
Cholin, Mineralien und Spurenelemente,	Brennwert: 368kJ/89kcal
Aluminium, Bor, Eisen, Magnesium, Kalium, Mangan, Silicium, Titan	
Rutin, Apfel-und Weinsäure, Saccharide, Gerbstoffe	

Heilanwendung

So werden für den Vitamin C- Gehalt der russischen Sorten 50 – 125 mg/ 100 g Frischsubstanz angegeben, für die Sorten in der damaligen DDR aber schon 150 – 650 mg/100 g und für die Unterarten aus den alpinen Regionen bis 1500 mg/100 g.

Flavon-Glykoside, organische Säuren und viel Vitamin C sind seine wichtigsten Inhaltsstoffe.

Zehn Vitamine, besonders der wichtige Vitamin ACE - Komplex, wurden bisher in den Beeren des Sanddorns nachgewiesen. Davon gehören vier in die Gruppe der wasserlöslichen Vitamine und vier zu den fettlöslichen. Sanddornbeeren besitzen einen niedrigen pH-Wert und wenig Ascorbinsäure - Oxidase, letzteres ist ein Enzym, das Vitamin C abbaut. Beide Eigenschaften zusammen aber bewirken, dass das Vitamin C in den Beeren und im Fruchtsaft während der Verarbeitung relativ stabil bleibt.

Der Vitamin C- Gehalt des Sanddorns mit 0,2 – 0,9 %, oft auch als Ascorbingehalt oder landläufig als Askorbinsäure bezeichnet, ist hoch. (Hagebutte 0,5 – 1,7 %, Schwarze Johannisbeere 0,1 – 0,15 %)
Rechnet man diesen **Vitamin C- Gehalt** in **mg/ 100 g Frischsubstanz** um, so sind dies beim Sandorn **130-450 mg.** Der Tagesbedarf an Vitamin C wird von 60mg bis 100mg angegeben.

Vitamin C-Gehalt in Vergleich zu anderen Obstsorten: (pro 100g)

Apfel	6 - 28 mg
Birne	3 - 6 mg
Eberesche	100 mg
Grapefruit	35 -50 mg
Kartoffelrose	30 -40 mg
Orange	50 mg
Schwarzer Holunder	18 mg
Schwarze Johannisbeere	180 mg
Zierquitte	100 mg
Zitrone	40-70 mg

Sanddorn 130 - 450 mg

100 g Sanddornfrüchte enthalten 368 kJ oder in alter Bezeichnung 89 kcal. Die Sanddornbeeren werden der Gruppe mit mittlerem Pektingehalt zugeordnet.

Sanddorn weist auch einen hohen Gehalt an Cholin auf. Es wirkt im menschlichen Körper gegen Fetteinlagerungen. Wenn das kein Argument für den Verzehr von Sanddorn ist!

Weiterhin sind enthalten: Provitamin A, Vitamin B, E, F, P und Mineralstoffe, Flavonide, Antocyane sowie Fruchtsäuren.
Vitamin – E wird mit 5 – 15 mg angegeben und Vitamin - P 75 – 100 mg; Zucker mit bis zu 8,5 % und etwa 2,7 % organische Säuren. In den Beeren enthaltene Pektinstoffe werden mit 0,3 – 0,4 % angegeben.

Weitere Inhaltsstoffe des Sanddorns sind die wasserlöslichen Vitamine B1 (0,02 - 0,04 mg/100 g Thiamin), B2 (0,003 - 0,05 mg/ 100 g Riboflavin) und B9 (0,8 mg / 100 g Folsäure).

Auch B 12 ist in den Beeren und somit im Sanddornsaft enthalten, dies ist besonders für Vegetarier und Veganer wichtig. Vitamin B 12 kommt sonst nur in Fleisch vor und deshalb ist Sanddorn eine wichtige Quelle für die Zufuhr von Vitamin B 12.

Das fettlösliche Karotin ist ebenfalls mit 2 – 12 mg/100 g gut vertreten; Karotene insgesamt mit 20 mg, deshalb auch die gelbliche – rötliche Färbung der Frucht.

Aus der Gruppe der Polyphenole ist das Flavonoid Quercetin im Sanddorn enthalten. Es ist ein aktiver Virenhemmer und schützt auch unser Herz vor allen Krankheiten.

Ebenso das Vitamin E (5 -15 mg / 100 g Tocopherol). Es bekämpft die freien Radikale im Körper, schützt gleichzeitig vor Arteriosklerose und unterstützt auch weiterhin die Bildung der roten Blutkörperchen. Es soll aber auch vor Hautalterung und Entmineralisierung des Gewebes schützen.

Das Vitamin K (etwa 1 mg / 100 g) ist in den Beeren nachweisbar und wichtig für die Anregung des Stoffwechsels. Es fördert auch die Blutgerinnung.

Das als Schönheitsvitamin bezeichnete Provitamin A wirkt sich sehr positiv auf die Schleimhäute und auf die Haut insgesamt aus.
Weiterhin kommen in den Beeren 15 Spurenelemente (unter anderem Aluminium, Bor, Eisen, Magnesium, Mangan, Silicium und Titan) vor und auch Vitamin P - aktive Bioflavonoide, Phytosterine wie auch Vitamin F, als strahlenschutzwirksame ungesättigte Fettsäure. Ebenso Rutin, Apfel- und Weinsäure, Saccharide, Gerbstoffe und Kalium. Mit diesen Inhaltsstoffen ist er ein natürliches Antioxidanz.

Wichtig ist, dass dieses gesamte Ensemble an Vitaminen auch bei der Verarbeitung der Beeren eine hohe Stabilität aufweist und die Wirkstoffe in den Sanddornprodukten fast in vollem Umfang enthalten sind.

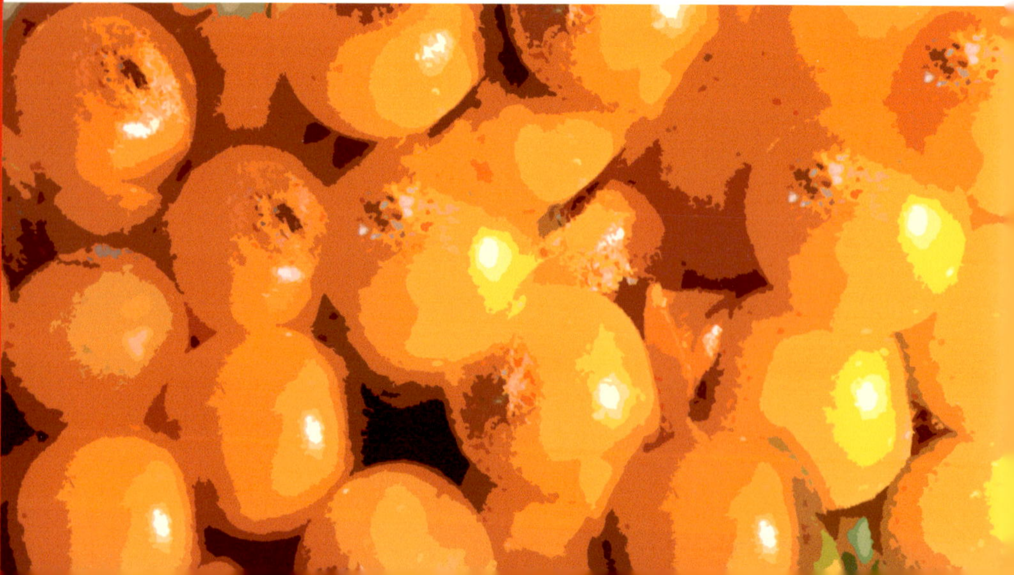

Das Öl des Sanddorns

Aus den schwarzen Samen der Sanddornbeeren wird Sanddornkernöl und aus dem Fruchtfleisch Sanddornöl gewonnen. Dann gibt es noch das Tresteröl, ein „Mischöl" aus Fruchtfleischöl und Kernöl. Es ist dünnflüssig, riecht nach Sanddornfrüchten und hat eine dunkelrote Färbung. Alle Öle sind besonders heilkräftig und sollten, wie alle anderen Sanddornprodukte, kühl und dunkel gelagert werden.

Erstmals wurden Sanddornöle in China, in Tibet, der Mongolei und Russland hergestellt. Klima- und Erntebedingungen, auch die Herstellungsverfahren bedingen die einzelnen Qualitäten der Ölsorten.
Das Mischungsverhältnis der beiden Hauptöle ist außerdem von Bedeutung für die Öle.

Sanddornöl - gewonnen aus dem Fruchtfleisch - kannte man schon im alten Tibet und es ist das kostbarste Öl. Von dort breitete es sich über die ganze Welt aus. Die Feldzüge Dschingis Khans hatten daran einen wesentlichen Anteil. Sanddornöl hat in diesen Gebieten seine Wichtigkeit zu allen Zeiten behauptet.

Das Fruchtfleischöl wird, wie beim Olivenöl, durch Kaltpressung des Fruchtfleisches - also nativ - gewonnen.
Da es viele Carotinoide, also roten Pflanzenfarbstoff, enthält, hat es ebenfalls eine kräftige orange – rote Färbung. Es hat den charakteristischen herben Geschmack des Sanddorns. Naturbelassenes (natives) hat viele biologisch aktive Substanzen wie Vitamin-E, Beta-Carotin, Phytosterole, Spurenelemente und essentielle Fettsäuren.
Palmitolein-Fettsäure, die auch in unserer Haut ganz natürlich vorkommt, ist in diesem Öl mit etwa 30 % enthalten.
Die Regeneration des Gewebes und auch der Schleimhäute wird dadurch unterstützt und es wirkt antioxidativ.
Sanddornfruchtfleischöl gibt es in flüssiger Form, aber auch als Kapseln.

Heilanwendung

Das **Kernöl des Sanddorns** wird aus dem schwarzen nussartigen Samenkern der Frucht gewonnen. Hier sind natürlich weniger Farbstoffe enthalten, deshalb hat es nicht die prägnante rötliche Färbung. Es enthält mehr ungesättigte Fettsäuren, besonders essentielle Linolensäure. Wohltuend bei irritierter und/oder trockener sowie zu Juckreiz neigender Haut.

Dieses Kernöl unterscheidet sich wesentlich von den Ölen anderer Obstarten. Kosmetik- und Pharmaindustrie schätzen vor allem die Inhaltstoffe Vitamin E und auch A (Carotinoide) und die Palmitoleinsäure.

Beeren enthalten bis 2 % Öl, in den alpinen Gebieten bis 8 %. Sie haben ein Zucker-Säure Verhältnis von 1:1.

Ausgewählte Inhaltstoffe (alles ca. - Werte/100g) der Beeren im Vergleich von Fruchtfleisch- und Kernöl:

	Fruchtfleischöl	Kernöl
ß -Carotin	20 mg	2 mg
Tocopherol	185 mg	140 mg
Palmitinsäure	35 %	10 %
Palmitolsäure	30 %	1 %
Ölsäure	25 %	22 %
Linolsäure	3 %	35 %
Linolensäure	1 %	30 %

Heilanwendungen

Volksmedizin und Schulmedizin sind sich darüber einig: Sanddorn und Sanddornprodukte sind keine eigentlichen Heil- oder Arzneimittel. Durch die spezifischen Inhaltsstoffe besitzt der Sanddorn aber eine vorbeugende bzw. unterstützende Wirkung.

Man spricht bei der Wirkstoffgruppe von einer Droge mit Flavonglykosiden. Als Hauptwirkstoffe werden Physilin, Quercitinglycosid und Xanthophyll genannt. Nebenwirkstoffe, die ebenso interessant sind, sind die Vitamine B1, B2, B6, C, E, P und das Provitamin A sowie Kalzium, Mannit, organische Säuren und fettes Öl.

Man nutzt den Sanddorn zur Kuranwendung u.a. zur allgemeinen Stärkung des Körpers, insbesonderes bei vorheriger allgemeiner Schwäche und damit zur Unterstützung der Rekonvaleszenz. Die Wirkstoffe der Beeren erhöhen auch die Widerstandskraft gegen Erkältungs- und Infektionskrankheiten und gegen Entzündungen.

Sanddorn ist appetitanregend, heilt Wunden und ist Wurm treibend.
Johann Bauhin beschrieb die Beeren des Sanddorns in seinem Buch wie folgt: „... tun durch ihren sauren Geschmack dem seekranken Magen und ekelerfüllten Gaumen wohl. Den Speichel locken sie hinreichend hervor und Fiebernden vertreiben sie den Durst“.

Die Inhalte der Beeren wirken entzündungshemmend, tonisch. Sie fördern die Verdauung und wirken abführend. Wenn es mit dem Darm nicht so recht klappt, werden täglich 20 – 30 g frisches Fruchtfleisch empfohlen; ebenso ein Absud von 4 g Beeren auf 1 dl Wasser. Die Einnahme von Saft hilft hier ebenfalls. Auch dazu wusste Johann Bauhin schon einen Rat: „haben purgierende Wirkung“, das heißt wirken abführend. „Der eingedickte Saft ist äußerst sauer und zusammenziehend“.

Heilanwendung

Unsere holländischen Nachbarn waren in diesem Zusammenhang mit der Namensgebung schon sehr deutlich und nannten den Sanddorn „Scheißbeeren“. Sanddorn soll aber auch eine stopfende Wirkung bei Durchfall haben. 4 g Früchte auf 100 ml Wasser aufkochen und davon 1 – 2 kleine Tassen über den Tag verteilt trinken.

Die Bedeutung von Vitamin C für die menschliche Ernährung und Gesundheit ist weithin bekannt. In besonderen Situationen wird ein erhöhter Bedarf an Vitamin C verzeichnet. Dies gilt für die Schwangerschaft und Stillzeit und auch bei höherem Lebensalter. Hier kann man ganz unkompliziert mit 2 – 3 EL Sanddorn - Vollfrucht pro Tag ergänzen.

Der Sanddorn ist ebenso wie die Schwarze Johannisbeere oder der Schwarze Holunder ein guter Erfrischungstrank bei Erkältungen und fiebrigen Erkrankungen. Als Hausmittel werden immer wieder Säfte zur Anwendung in Erkältungszeiten bzw. auch die Verarbeitung zu Mus und Marmelade/ Gelee als Brotaufstrich für eine gesunde Ernährung empfohlen.
Bei Mangelzuständen von Vitamin C wird Saft von Sanddorn empfohlen, um diese Lücke in der Versorgung zu schließen.

Die Inhaltsstoffe des Sanddorns, so wird berichtet, besitzen eine günstige Wirkung auf das menschliche Gefäßsystem. Sie beeinflussen die Blutungsfaktoren bei Krankheiten wie Skorbut, Nierenentzündung oder auch der Bluterkrankheit. Er stärkt unser Immunsystem und fördert auch die Bildung von Bindegewebe.

Es wird immer wieder empfohlen, besonders in den Herbst- und Wintermonaten, also in der nasskalten Zeit, den Saft zu trinken und so gegen Erkältungskrankheiten oder fiebrige Infekte vorzubeugen. Er gilt als ein allgemeines Stärkungsmittel für den ganzen Körper.

Sanddornsaft mit Zucker (1 EL Sanddornsaft und 1 EL Zucker gut mischen) wird bei Erkältungen und Erkrankungen mit Fieber empfohlen. Davon wird mehrmals ein Teelöffel eingenommen.

Bei chronischer Verstopfung, aber auch bei Hauterkrankungen, Entzündungen und zum Abbau von Übergewicht wird er eingesetzt.
Zur inneren Anwendung kann er bei inneren Blutungen, Magen- und Darmentzündungen, Nieren- und Blasenentzündungen empfohlen werden.
Aber den Arzt kann SANDDORN nicht ersetzen !!!

Zur Teezubereitung wird empfohlen: 2 Teelöffel Beeren auf 1 Tasse werden mit heißem Wasser aufgegossen. Täglich werden drei Tassen davon getrunken.

Der Saft oder auch Sirup wird vorbeugend und auch heilend bei Erkältungen getrunken. Man kann ihn auch als Appetitanreger trinken. „Er erfrischt den Kranken bei Fieber und versorgt ihn mit wichtigen Vitaminen."

Um fit und gesund zu bleiben wird immer wieder empfohlen: täglich 1 – 2 EL Sanddornsaft oder auch Sanddornmus zu verzehren.

Sanddornsaft mit Honig gesüßt, wird täglich auch bei Müdigkeit, Vitaminmangel, Abwehr- und auch Leistungsschwäche, Appetitlosigkeit und bei Zahnfleischentzündungen empfohlen. Auch bei Astenie und Skorbut.

Manch alte Kräuterkenner längst vergangener Zeiten schworen auf die Wirkung der Sanddornfrüchte als wirksames Mittel gegen vorzeitiges Altern.

Heilanwendung

In Asien war und ist man der Meinung, dass sich die Kraft der Pflanze - insbesondere auch ihre Widerstandsfähigkeit - auf die Menschen und Tiere überträgt, die Teile davon essen. Es ist dabei egal, ob es sich um frische Pflanzenteile handelt oder verarbeitete Formen. In der Heilkunde der alten Mongolen und der Tibetaner wurden die Beeren bei Magenerkrankungen gegessen.

Die heutige Medizin ist von dieser Anwendung ebenfalls überzeugt und empfiehlt sie auch bei Magenbeschwerden bzw. -erkrankungen. Ebenso bei Hypovitaminosen und auch bei chronischen Infektionskrankheiten. Ein Dekokt aus Blättern, jungen Ästen und Blüten wird in Norwegen anstatt des sonst üblichen Holztrunkes gegen Beschwerden von Rheuma und Gicht verabreicht. Ebenso gegen Hautkrankheiten.

Zerdrückte Sanddornbeeren werden als Breiumschlag auf Wunden aufgetragen. Er wirkt blutstillend und fördert den Heilungsprozess. Wird auch zur Heilung bei Knochenbrüchen genutzt.

Auch in der Zahnpflege und Zahnheilkunde findet Sanddorn Verwendung. Er fördert auch die Bildung von Gewebe. Täglich wird Fruchtsaft oder auch verdünntes Konzentrat (2 – 3 Mal ein Teelöffel voll) eingenommen. 5 g zerdrückte Beeren auf 100 ml Wasser werden für Waschungen oder Spülungen des Zahnfleisches genutzt, auch zum Gurgeln geeignet. Bei Haut- und Schleimhautentzündungen im Mund und Halsbereich können auch getränkte Kompressen aufgelegt werden.

Sanddorn wirkt ausgezeichnet gegen Heiserkeit. Man nimmt dazu 10 g Sanddornbeeren und übergießt sie mit 200 ml kochend heißem Wasser. Etwa 5 Minuten ziehen lassen und dann abseihen. Morgens und abends damit kräftig gurgeln.

Sanddornöl hat innerlich und auch äußerlich angewandt eine entzündungshemmende Wirkung. Äußerlich angewandt wird es zur prophylaktischen Behandlung aber auch als Therapie bei Strahlenschäden und zur Wundbehandlung eingesetzt.

Die Wirkstoffe des Öls sind auch bei Zahnfleischbluten sehr hilfreich. Schleimhautentzündungen, schlecht heilende Wunden, auch Hautausschlag, Ekzeme und Geschwüre sind weitere Einsatzgebiete von Sanddornöl. Die Wirkstoffe fördern die Bildung der obersten Haut- und Schleimhautgewebe. Es ist schmerzlindernd und entzündungshemmend. Eine gute mildernde Wirkung setzt auch nach der Behandlung mit Öl bei Verbrennungen (z.B. Sonnenbrand) und auch Hautallergien ein. Oft genügt schon ein Tropfen, fein auf die Wunde verteilt, der Juckreiz lässt nach und die Heilung wird deutlich gefördert. Oral verabreicht, werden die Schleimhäute des Magens und der Därme beruhigt. Eine mögliche überschüssige Säurebildung im Körper wird verringert. Sanddornöl bindet auch Toxine und freie Radikale. Das milde Öl ist auch gut zur Babypflege geeignet. Sanddorn ist sehr widerstandsfähig und wer sein Öl einnimmt oder auf die Haut bringt, überträgt diese Kraft auf sich.

Im Sanddorn sollen, entsprechend seinem Standort im hellen und vollen Licht, viele Bildekräfte (Kräfte, die sich positiv im Körper auswirken, z.B. starkes Immunsystem wird ausgebildet) enthalten sein. Diese intensive Lichtbeziehung, sie wurde auch bei anderen Heilpflanzen festgestellt, bringt hochwirksame Heilkräfte beim Sanddorn hervor. Die Konzentration und die Wirksamkeit werden immer höher, je nach Lichteinwirkung am natürlichen Standort und der Aufnahme. In der Esoterik sowie auch anthroposophischen Heilkunde wird über den Sanddorn ausgesagt, dass er in der Lage ist, aufgenommene Wärme und Kraft aber auch seine fast schon sprichwörtliche Genügsamkeit weitergeben zu können. Seine große Heilkraft wird abgeleitet von seiner Genügsamkeit an seinem Standort.

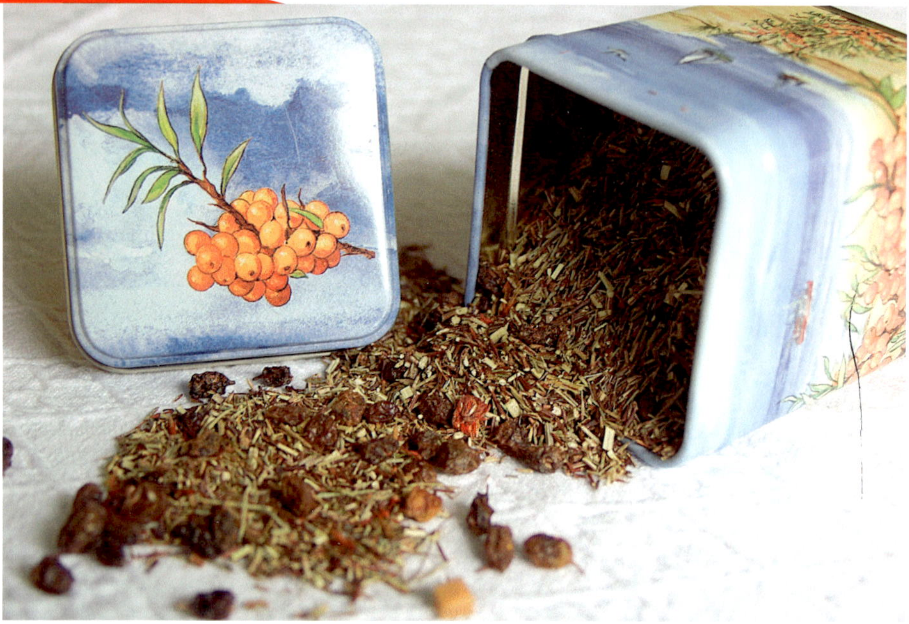

Sanddorntee

Deshalb soll man besser mit Überforderungen fertig werden und bereit sein, Anforderungen auf die eigenen Kräfte anzupassen. Sanddorn führt bei regelmäßiger Anwendung zu Ausgeglichenheit, Lebensfreude und Zufriedenheit. Sanddorn überträgt Ausdauer, Durchhaltevermögen und Lebensmut. Esoterisch entspricht die Erscheinungsart des Sanddorns den Saturnbildern; auch Marszüge kommen mit zum Ausdruck.

Wer Sanddornsträucher regelmäßig und bewusst aufsucht, führt Leib und Seele zu einer harmonischen Einheit zusammen. Für die besonders leicht Verletzlichen und wehrlos Ausgelieferten bietet er auch Schutz. Wie andere Gehölze, z. B. Eberesche, Heckenrose und Wacholder, bietet er Schutz vor nächtlichen Schattenwesen. Also im Freien in seiner Nähe oder direkt unter ihm übernachten.

Sanddorn für Körper- und Schönheitspflege

Der Einsatz von Sanddorn für die Körperpflege ist vielseitig. Sanddorn ist in den verschiedensten Kosmetik- und Schönheitspflegemitteln enthalten.

Dazu gehören Hautpflegemittel wie Balsam, Hautöl, Emulsion, Öl, Gesichtswasser, Reinigungsmilch, Tages- und Nachtcremes, Feuchtigkeitscreme. Ebenso verschiedene Dusch-, Bade- und Massageöle, Seife wie auch ein Sanddornpeeling. Mit Sanddornseife wird die Haut durch die sonnige Kraft des Öls dieser Früchte mild und reizfrei gereinigt. Die Seife gilt als angenehm rückfettend.

Die „Original Rügener Kreidecreme mit Sanddornöl" wird zum Beispiel sehr empfohlen.

In der asiatischen Hausmedizin hat das Öl des Sanddorns seit vielen Jahrhunderten seinen festen Platz. Es wird gegen Verbrennungen und auch Erfrierungen eingesetzt, hilft bei der Behandlung von Ekzemen und ist bei der Wundheilung ein sicheres Hilfsmittel.

Das Öl des Sanddorns, ob nun Fruchtfleischöl oder Kernöl, verleiht der Haut ein schönes und auch samtiges Gefühl. Die Haut profitiert sehr schnell von der orangeroten Färbung des Öls und es wird auch sehr gut aufgenommen. Bei trockener und rissiger Haut zu empfehlen.
Sanddorn gilt, dank seiner Bestandteile, als Pflegebalsam für alle Altersgruppen und beugt frühzeitig strapazierter Haut vor.

Sanddorn schützt auch vor übermäßigen UV-Strahlen. Die reifere Haut erhält wieder Spannkraft, die Elastizität wird verbessert.

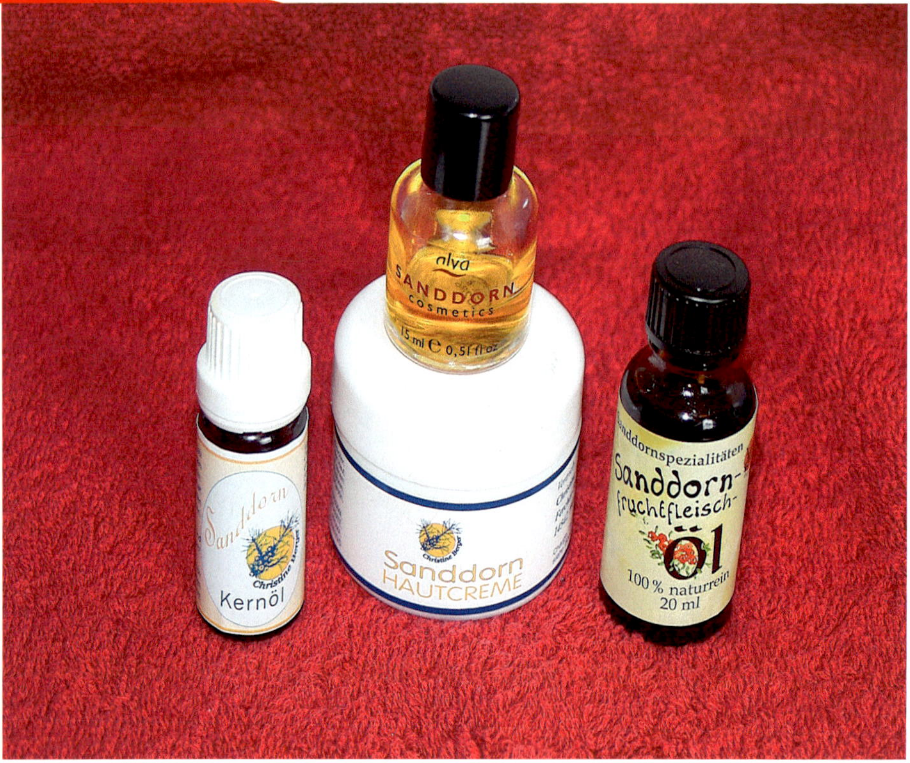

Produkte des Sanddorns zur Heilanwendung, Körper- und Schönheitspflege

Pflegeserien verschiedener Anbieter werben um die Gunst der Verbraucher.

Das Kernöl des Sanddorns ist ebenfalls für trockene Haut zu empfehlen. Ebenso auch bei Juckreiz gegen Akne und Erfrierungen.

Kernöl gilt als natürlicher UV-Filter für die Haut. Hier hilft schon ein Tropfen Öl auf die betreffende Stelle und die Wirkung setzt spürbar ein.

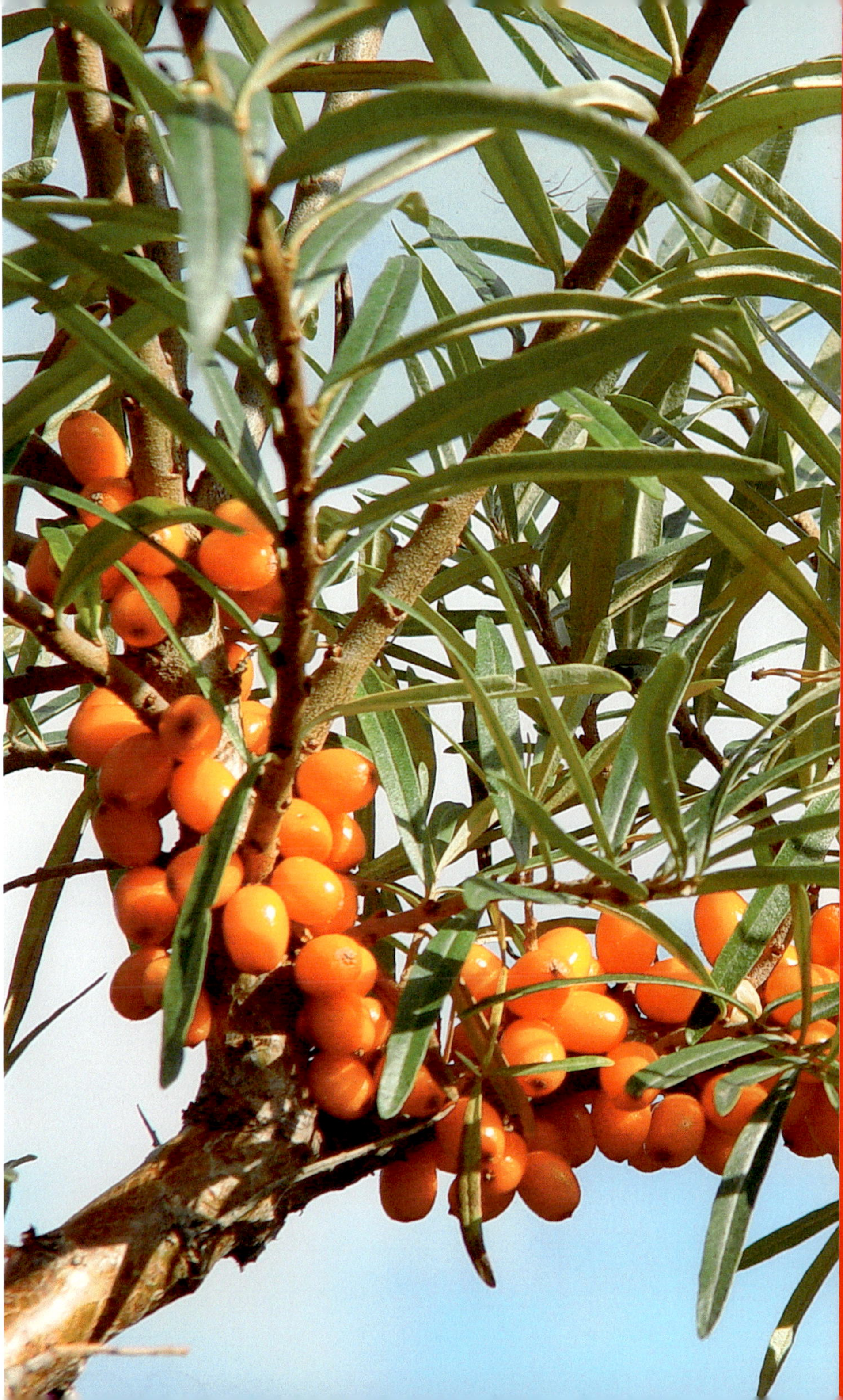

Sanddorn Küchenrezepte

Sanddorn wurde schon in alter Zeit vielfach für Speisen verwendet. Das Würzen von Speisen mit frischen Beeren ist nicht nur aus dem ursprünglichen asiatischen Heimatgebiet des Sandorns überliefert, sondern auch in den skandinavischen Ländern wurde Sanddorn in der Küche verwendet.

Speziell in Schweden gab man frische Sanddornbeeren in Fischsuppen hinein.

Auch zur Verfeinerung des herben Branntweingeschmacks wurden die Beeren des Sanddorns genutzt.

Hauptsächliche Verwendung der Beeren war wohl bisher die Saftherstellung. Für Speisen wurde Sanddorn meist nur regional genutzt.
Aus Estland ist überliefert, dass hier schon die Beeren sehr früh zur Herstellung von Likören und Mus verwendet wurden.

Allerdings gibt es sehr spärliche Überlieferung über die Verwertung von Sanddornbeeren zum Tee. Vieles ist also in Vergessenheit geraten, erst in neuester Zeit mit der stärkeren Hinwendung zu Naturprodukten und einer bewußteren Ernährungsweise findet Sanddorn in der Küche vielseitige Anwendung.

Die Beeren werden in der Küche frisch und auch getrocknet zu Brotaufstrich, Dressing, Eis, Gelee, Juice, Kompott, Konfitüre, Kuchen, Likör, Marmelade, Nektar, Saft, Sirup, Tee sowie Wein verarbeitet.
Der Saft aus frisch zerdrückten Beeren, mit Zucker oder Honig gesüßt, erfrischt.
Die Beeren eignen sich frisch und getrocknet auch als Gewürz für alle Fleischgerichte und können als Ersatz für Essig verwendet werden.

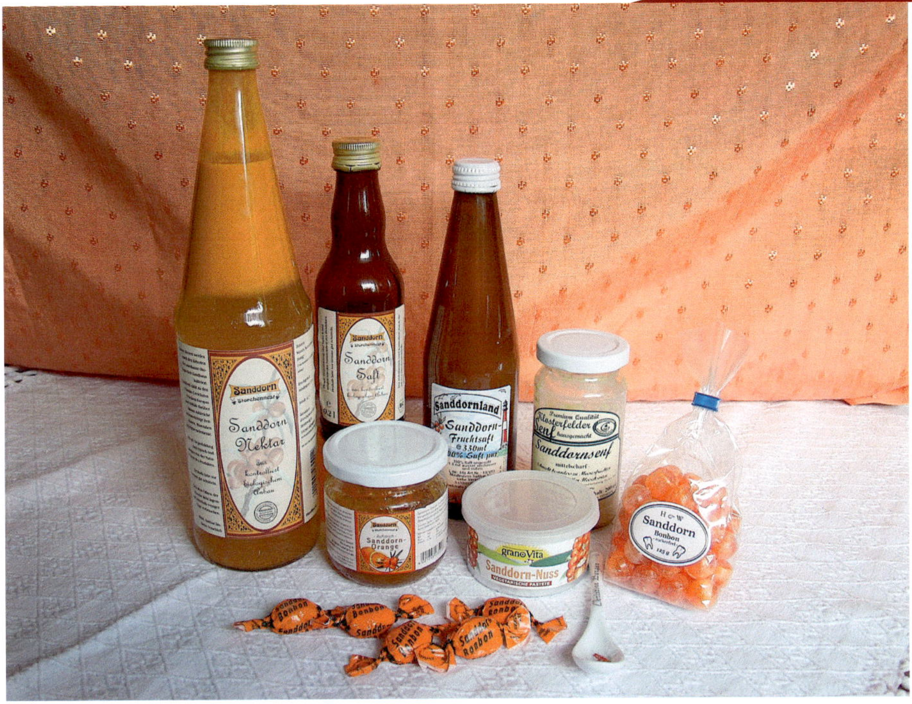

Eine kleine Auswahl von Sanddornprodukten

Die Rezepte sind natürlich auch je Geschmack variabel, sie können ergänzt und erweitert werden.

Hinweis:

Geöffnete Flaschen und Gläser bitte im Kühlschrank lagern. Die wichtigen Inhaltsstoffe des Sanddorns bleiben so erhalten.

Den Sanddorn nicht mitkochen, sondern nur in die fertigen Speisen einrühren.

Rezeptübersicht

Apfel - Chicoree - Sellerie - Salat mit Sanddorncreme, dazu Streifen vom Kaninchenfilet oder Hühnerbrust

Blätter vom Stangensellerie abschneiden – einige beiseite legen. Fäden von den Stielen entfernen, Stiele dann in 5 cm lange Stücke schneiden. Chicoree putzen, halbieren, Keil herausschneiden und zerpflücken. Äpfel schälen, in schmale Streifen schneiden und in Zitronenwasser legen. Creme fraiche mit Sanddornsaft und Sanddorn Rügener Art mischen, mit Zucker und Zitrone abschmecken.
Chicoree auf Teller drapieren, Apfelscheiben und Selleriestücke darüber legen, mit Sanddorncreme überziehen und mit Haselnuss überstreuen.
Hühnerbruststreifen oder Kaninchenfilet in Butterschmalz braten, mit Salz sowie frischgemahlenen schwarzen Pfeffer abschmecken. Mit Geflügelfonds und Sanddornwein ablöschen und auf den vorbereiteten Teller geben.

Zutaten:

50 ml Sanddornsaft,
30 g Sanddorn (Rügener Art),
40 ml Sanddornwein,
300 g Äpfel (Boskop),
300 g Chicoree,
200 g Stangensellerie,
Zitrone, 30 g geriebene Haselnüsse,
60 ml Creme fraiche,
30 g Zucker,
400 g Kaninchenfilet oder Hühnerbruststreifen,
40 g Butterschmalz,
50 ml Geflügelfonds aus dem Glas,
Salz, Pfeffer

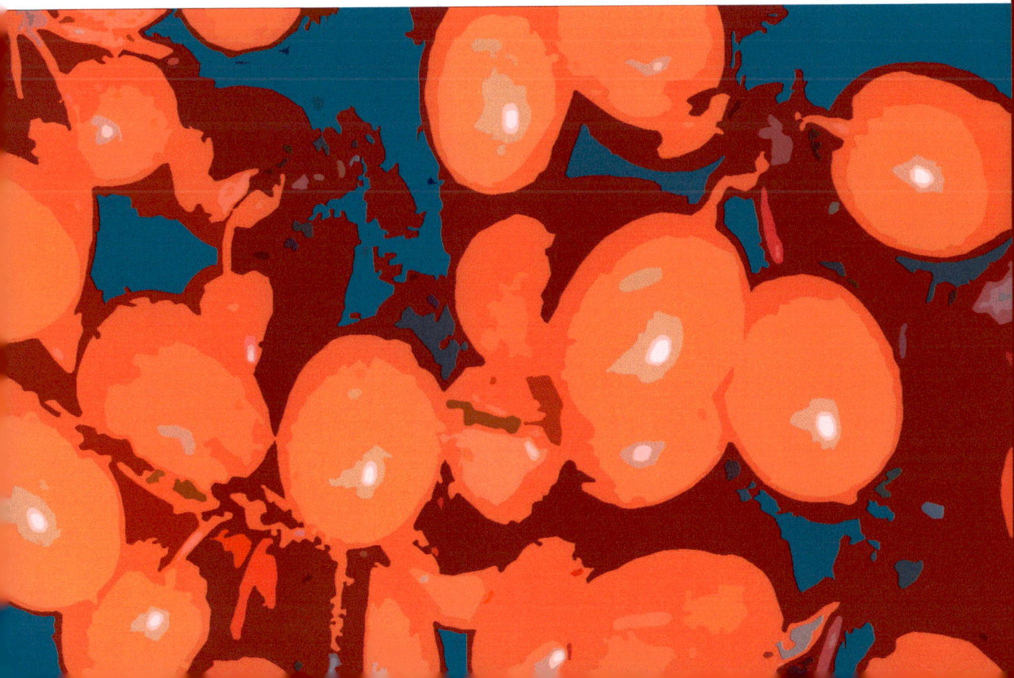

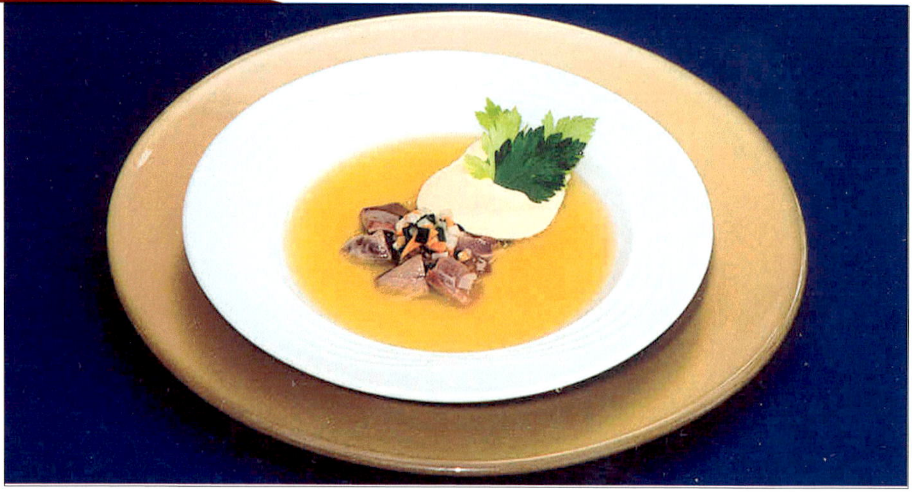

Geflügelkraftbrühe mit Sanddorn

Herz und Magen samt Geflügelklein in 1500 ml Wasser mit den Gewürzen Salz, Pfefferkörner, Piment und Lorbeer (alle je nach Geschmack) aufkochen lassen und abschäumen.

Dann 90 min Minuten köcheln lassen. Suppengrün (Möhren, Lauch, Sellerie, Petersilienwurzel) putzen und etwa 30 Minuten vor Kochende ein Drittel davon in die Kraftbrühe geben. Das restliche Suppengrün in feine Würfel schneiden.

Brühe abpassieren und 250 ml mit dem gewürfelten Suppengrün kochen, anschließend mit dem Sanddornwein die Brühe abschmecken. Herzen und Magen schneiden, Schmand und Sanddornsaft vermischen. Die heiße Brühe in Tassen füllen, Magen, Herz und Gemüsewürfel dazugeben, obendrauf Sanddornschmand.

Zutaten:

40 ml Sanddornwein,
40 ml Sanddornsaft,
500 g Geflügelklein,
80 g Herz und Leber,
200 g Suppengrün,
100 ml Schmand,
Salz,
Pfefferkörner,
Piment,
Lorbeer

Sanddornsuppe mit Zucchini

Zwiebeln und Knoblauch schälen und fein hacken. Zucchini fein raspeln und gemeinsam in einen Topf in der Butter andünsten bis die Zutaten weich, aber keinesfalls braun sind.

Mehl und Sanddornsaft unterrühren und nach Geschmack mit Salz und frisch gemahlenen schwarzen Pfeffer würzen.

Brühe nach und nach zugießen und aufkochen lassen. Lorbeerblatt hinzugeben und alles im geschlossenen Topf köcheln lassen, etwa 20 Minuten.

Suppe durch ein Sieb passieren, dabei das Lorbeerblatt mit entnehmen.

Zurück in den Topf geben, nochmals abschmecken und die Milch dazugeben.

Zutaten:

2 EL Sanddornsaft-konzentrat,
750 g Zucchini,
2 Zwiebeln,
1 Knoblauchzehe,
40 g Butter,
3 EL Mehl,
900 ml Brühe,
150 ml Milch,
150 ml Schlagsahne,
1 Lorbeerblatt,
Salz,
Pfeffer

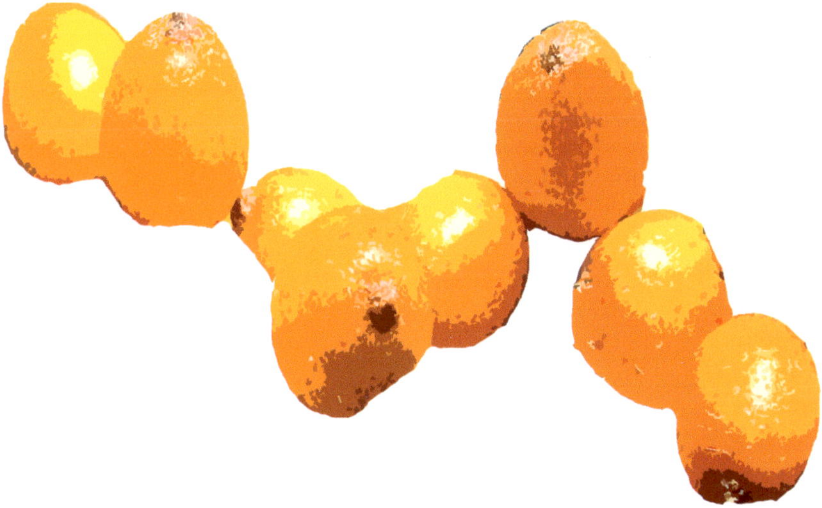

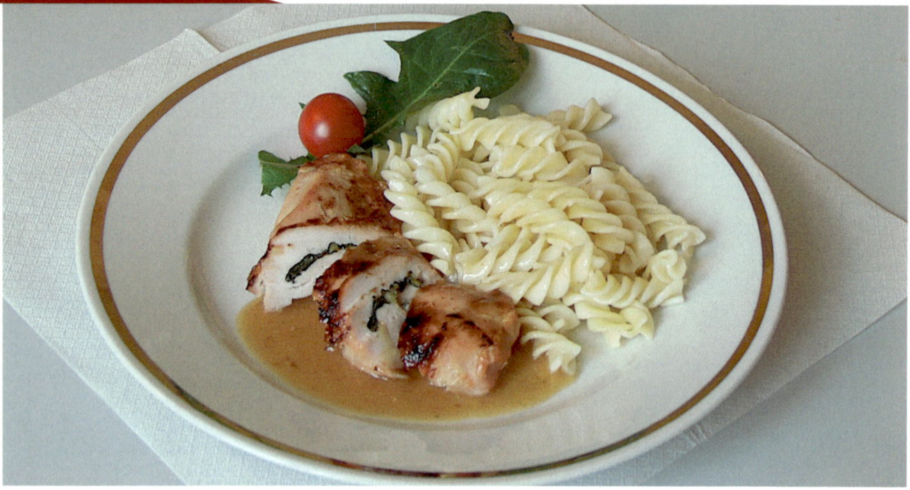

Hähnchenfiletröllchen mit Löwenzahnblattfüllung und Sanddornkonfitüre

Hähnchenbrustfilet flach drücken und mit Salz, Sanddornsaft und Honig würzen.

Löwenzahnblätter waschen und zupfen und in die Mitte des Filets legen.

Ein Hähnchenbrustfilet plattieren und 1 EL Sanddornkonfitüre hinzugeben.

Eine Rolle formen und im Backofen mit etwas Wasser dünsten, Sud vom Dünsten abgießen und mit Mondamin anbinden.

Mit dem zweiten EL Sanddornkonfitüre abschmekken und mit der Sahne verfeinern.

Nudeln und frischer Salat runden das Menü ab.

Zutaten:

1 TL Sanddornsaft,
1 TL Honig
(auch Sanddorn im Honig verwendbar),
2 EL Sanddornkonfitüre,
1 Hähnchenbrustfilet
ca (140 g),
4 Löwenzahnblätter,
1 Prise Salz,
1 EL Sahne (15 %)
Mondamin Soßenbinder

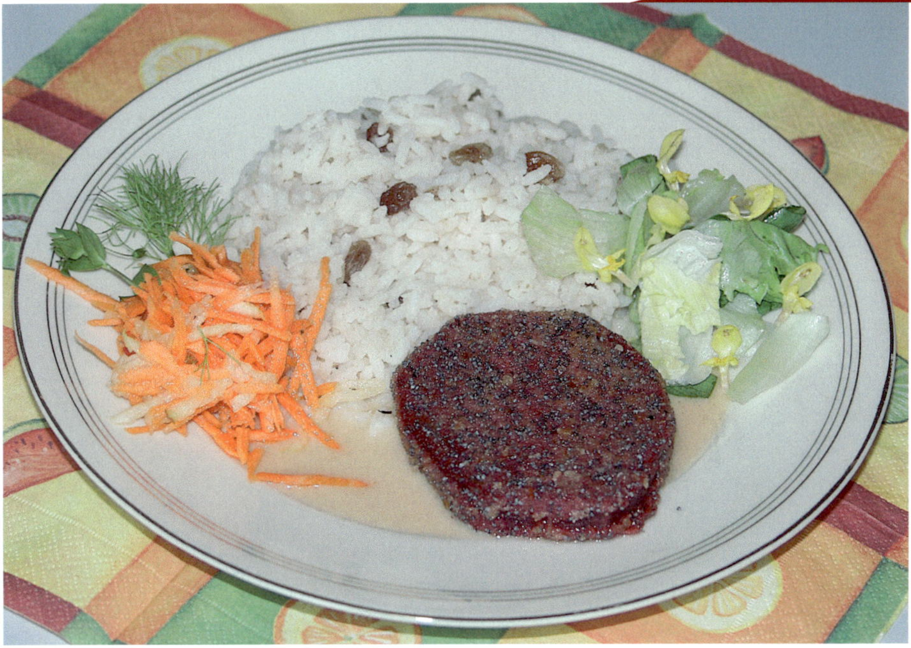

Rote Beete Taler mit Sanddornsaft und Mohnpanade (vegetarisch)

Sauber geputzte Rote Beete mit Schale kochen.

Vorher mit Salz sowie einer abgeriebener Zitronenschale oder ganz frischen Sanddornbeeren würzen.

Erkalten lassen, schälen und in Scheiben schneiden. Die Scheiben mit Sanddornsaft beträufeln und in Roggenmehl, Ei und Mohnpanade wälzen.
In ungehärtetem Pflanzenfett backen.

Reis entsprechend der Vorschrift kochen und zum Schluss 1 Handvoll Rosinen und Ingwerpulver, je nach Geschmack, unterrühren.

Zutaten:

2-3 EL Sanddornsaft,
1 mittlere Rote Rübe,
1 Zitrone,
1 Prise Salz,
Roggenmehl
Mohn zum Panieren,
1 Ei
Reis
1 Handvoll Rosinen
Ingwerpulver

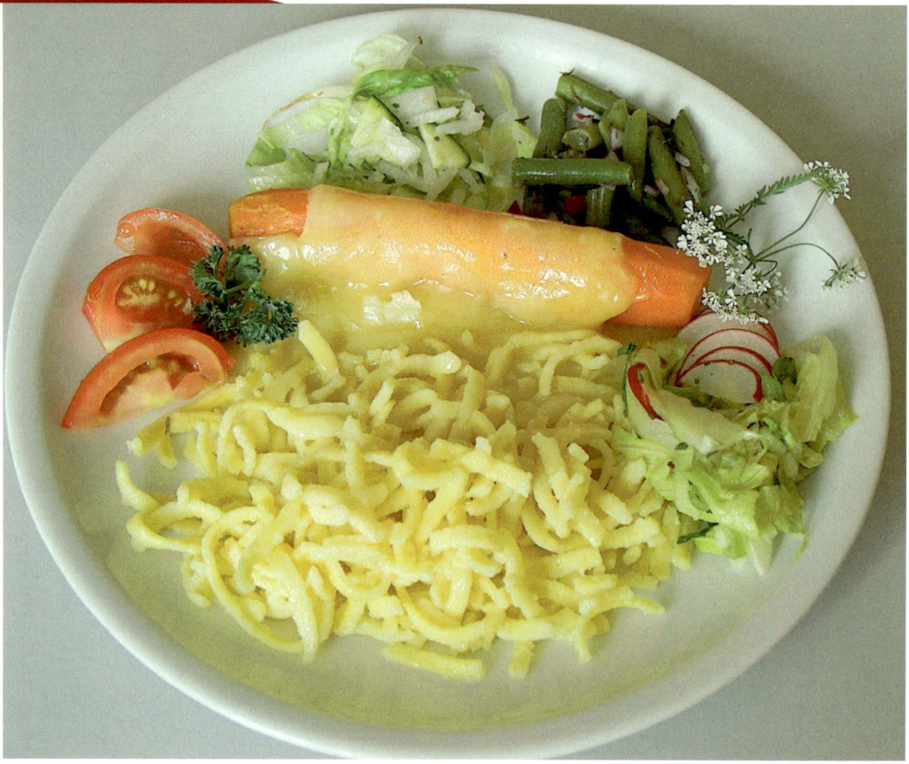

Möhren im Sanddornsud mit Käsemantel

Mittelgroße Möhren im Fond mit einer Prise Salz, etwas Muskat, dem Sanddornsaft und Honig bissfest kochen. Möhren abkühlen lassen und mit Käse einwickeln und auf das eingefettete Backblech legen, bei niedriger Temperatur erwärmen.

Im Topf Butter zerlassen und dann Mehl dazustäuben, mit dem Fond der Möhren auffüllen und glatt rühren, je nach Geschmack geriebenen Parmesan dazugeben.
Spätzle können hierzu gereicht werden.

Zutaten:

4 EL Sanddornsaft,
1 EL Honig,
Salz, Muskat,
30 g Butter,
30 g Mehl,
2 mittelgroße Möhren,
2 Scheiben Edamer,
ungehärtetes Pflanzenfett fürs Backblech,
geriebener Parmesan.

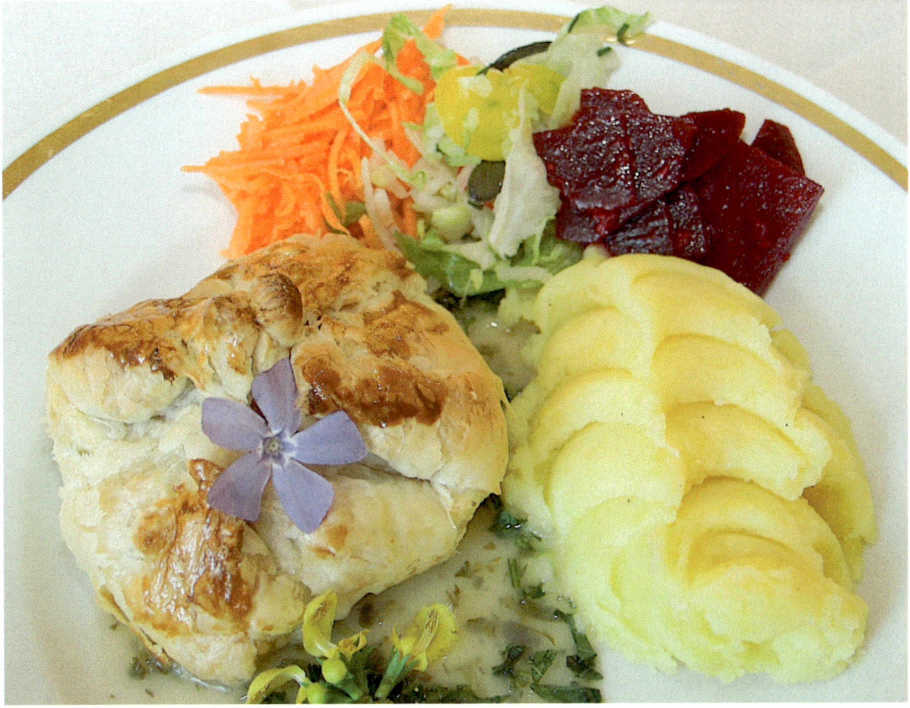

Ricotta - Hirse - Feigen - Säckchen mit Sanddorn

Hirse und Sanddorn im Honig kochen und anschließend abkühlen lassen. Dann Ricotta und das gehackte Ei und die gehackten Kräuter zugeben und mischen. Blätterteig auf ein Rechteck (10x10 cm) bringen und die frischen halbierten Feigen mit den Hirsebrei aufbringen, zu einem Säckchen formen und bei 200°C backen. Sauerampfersauce: Butter und Mehl anschwitzen und mit 200 ml Gemüsebrühe auffüllen und aufkochen lassen. Nun den frisch gehackten Sauerampfer (und auch andere Kräuter) dazugeben. Frischer Salat als Beigabe und Kartoffelpüree.

Zutaten:

2 EL Sanddorn im Honig,
250 g Hirse,
100 g Ricotta
(oder anderen Frischkäse),
1 Ei,
1 Handvoll frische Minze
und Melisse,
1 Msp. Ingwerpulver,
1 frische Feige,
1 Prise Salz,
50 g Mehl, 50 g Butter,
200 ml Gemüsebrühe

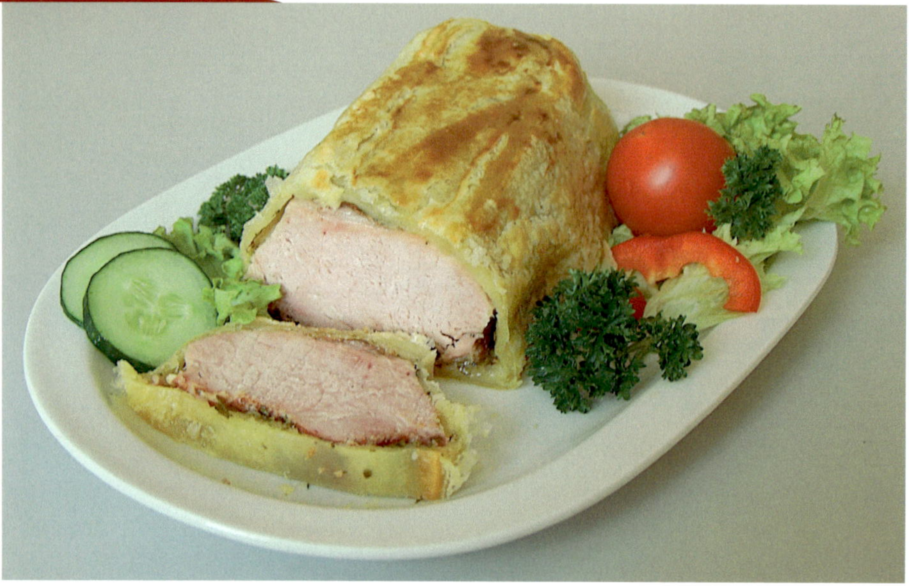

Kasslerbraten in Sanddornhonig-Thymiankruste

Kasslerrücken in Wasser mit Zwiebel, Pimentkörner und Lorbeerblätter etwa 20 Min. abkochen.

Danach abkühlen lassen, mit Sanddornhonig bestreichen und frisch gehackten Thymian bestreuen.

Blätterteig 15 x 20 cm, den Braten darin einwickeln und auf einem Backblech etwa 30 Minuten backen.

Kalt oder warm mit frischen Salaten servieren.

Gut geeignet fürs Büfett.

Zutaten:

2 EL Sanddornhonig,
400 g Kasslerrücken o. K.,
1 Blätterteig TK,
2 Lorbeerblätter,
Pimentkörner,
1 mittelgroße Zwiebel,
1 Büschel Thymianzweige

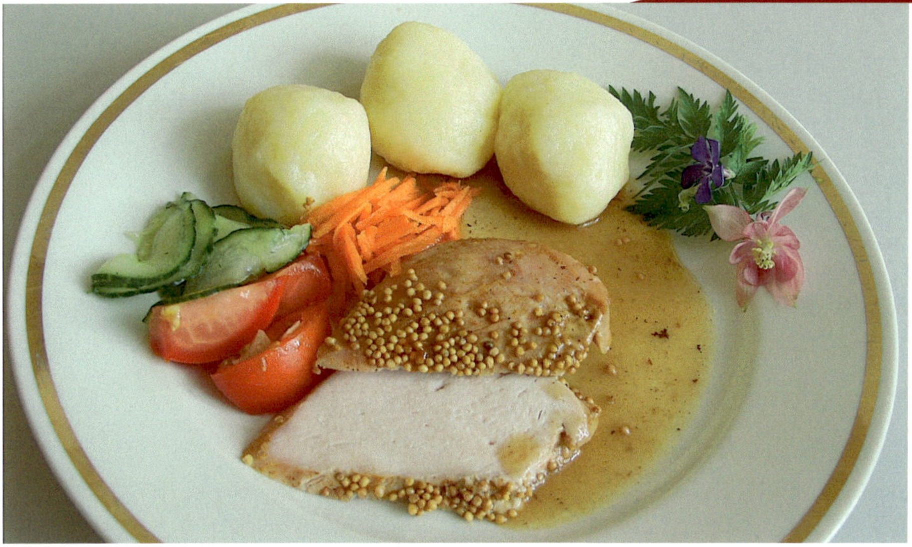

Putenbraten mit Sanddornmus und Senfkörnerkruste

Die Putenbrust waschen, mit Küchentüchern trocknen und anschließend salzen, mit Sanddornmus bestreichen und mit Senfkörnern bestreuen. In eine gefettete Form legen und 10 Minuten grillen. Mit Wasser ablöschen und weitere 10 Minuten dünsten.

Das Fleisch aus der Form nehmen, den Fond mit Mondamin sämig machen und 1 TL Sanddornmus unterziehen.
500 g Kartoffeln vom Vortag durch einen Fleischwolf drehen, mit dem Ei, etwas Weizenmehl und dem Kartoffelmehl zu einem Teig verkneten. Dann zu Handteller großen Kugeln formen. 2 Liter Wasser im Topf zum Kochen bringen, etwas Salz dazu und die Klöße vorsichtig nebeneinander in das Kochwasser geben. 20 Minuten ziehen lassen.

Zutaten:

3 EL Sanddornmus,
400 g frische Putenbrust,
Salz,
1 TL Senfkörner,
1EL Mondamin,
ungehärtetes Pflanzenfett zum Ausstreichen der Form,
500 g gekochte, abgekühlte Kartoffeln,
100 g Kartoffelmehl (keine andere Stärke),
30 g Weizenmehl,
1 Ei

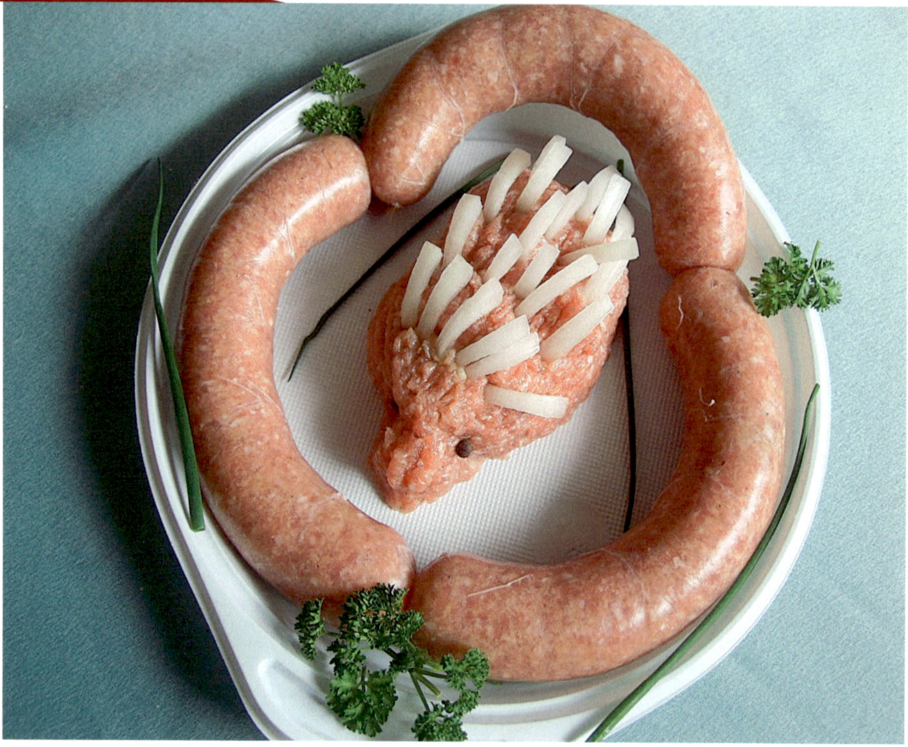

Bratwurst mit Sanddorn a'la Belö

Schweinefleisch fein wolfen und Sanddorn zugeben sowie mit Salz, Pfeffer und Zucker abschmecken. Die nicht gebrühte und ohne Konservierungsmittel hergestellte Bratwurst gleicht Bioware und ist auch zum alsbaldigen Verbrauch bestimmt.

Tipp: In Butter nicht zu heiß bzw. zu schnell braten.

Mit Sanddornsenf servieren.

Das Rezept ist vom Fleischermeister Behnisch, Crivitz.

Zutaten:

300 ml Sanddornsaft,
1000 g Schweinefleisch (Fettgehalt 10 %),
20 g Kochsalz,
4 g Pfeffer,
2 g Zucker

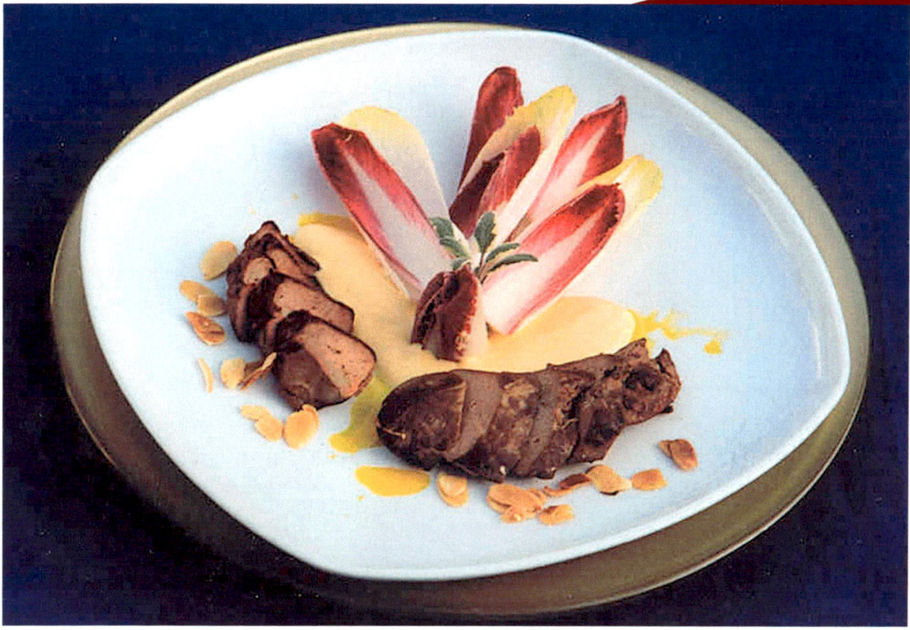

Kaninchenleber mit Chicoree in Sanddorn-Sahnedressing

Den weißen und violetten Chicoree putzen, Stempel dreieckig herausschneiden und die einzelnen Blätter in 1cm breite Streifen schneiden.

Sofort mit Zitronensaft beträufeln. Sahne schlagen, Sanddorn Rügener Art unterheben und mit Zucker und Tobasco abschmecken.

Kaninchenleber in heißem Butterschmalz mit Mandeln braten, wenden und dann mit Salz und frisch gemahlenen schwarzen Pfeffer abschmecken und mit Sanddorngeist ablöschen. Leber auf den Teller zum Chicoree geben und Mandelbutter über die Leber träufeln.

Zutaten:

40 ml Sanddorngeist,
60 g Sanddorn Rügener Art,
400 g Kaninchenleber,
400 g Chicoree,
40 g Butterschmalz,
80 ml Sahne, Zitrone,
60 g gehobelte süße Mandel,
30 g Zucker,
Pfeffer, Salz, Tobasco

Zander mit Sanddorn-Honigsauce

Die in Würfeln geschnittenen Schalotten in etwas Butter anschwitzen, mit Fischfond ablöschen und reduzieren (einkochen lassen).
Noilly prat und Pernod zugeben. Die Sahne köcheln lassen und dann mit Sanddornsaft auffüllen. Reduzierte Sauce mit Honig, Salz und Zitronen je nach Geschmack würzen und mit der restlichen Butter mixen. Sauce passieren.
Fischfilets auf der Hautseite in Mehl wenden und kross auf dieser Seite etwa 2 Minuten braten. Anschließend auf der Fleischseite mit Salz würzen. Serviert werden die Filets im Sanddornschaum mit der Hautseite nach oben.

Zutaten:

100 ml Sanddornsaft,
1600 g Zander,
50 g Schalotten,
300 ml Sahne,
100 g Butter,
500 ml Fischfond,
100 ml Weißwein,
2 cl Noilly prat,
1 cl Pernod,
Honig,
Salz,
Zitronen,
Mehl

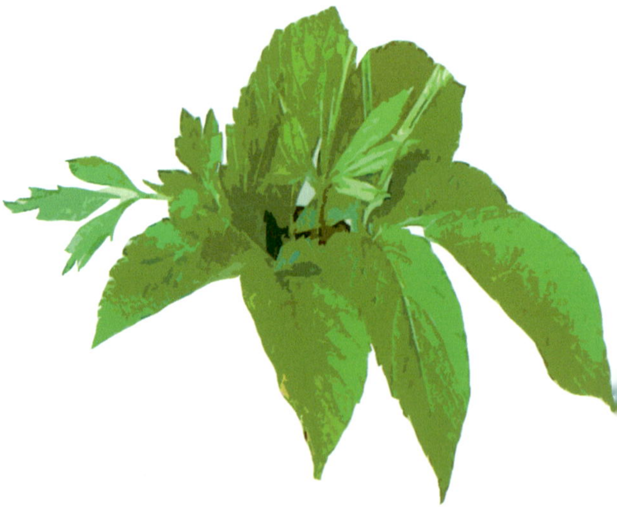

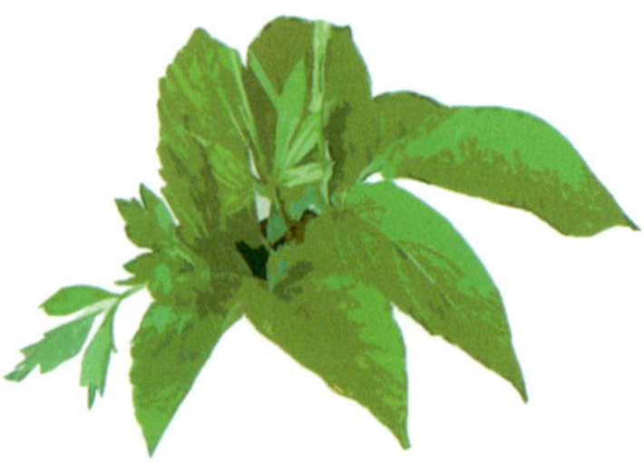

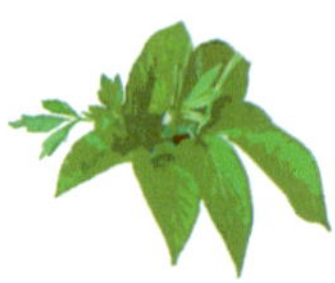

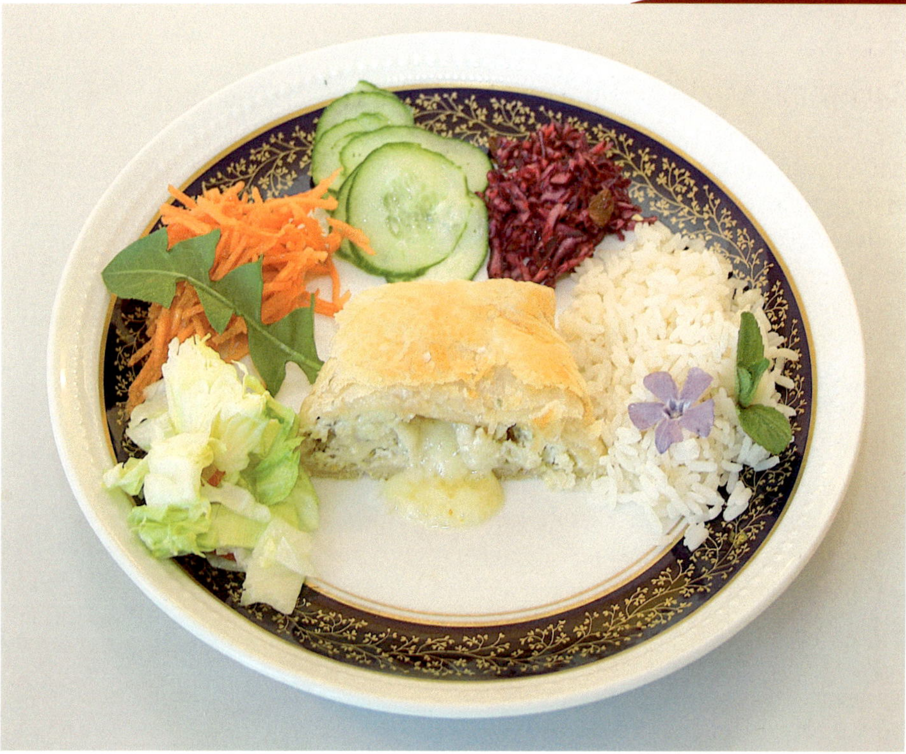

Strudel mit Biosanddorn

Blätterteig aus TK auftauen und ausrollen, anschließend mit Sanddornkonfitüre bestreichen.

Hirse im Wasser abkochen, abkühlen lassen.

Danach Salz, frische Kräuter und Ricotta unter die Hirse heben und vermischen. Teigplatte mittig mit einer Stange Briekäse und Hirsemischung füllen, Rolle formen und auf dem Blech dann bei 180° C backen.

Mit frischen Salaten und Reis servieren.

Zutaten:

3 EL Sanddornkonfitüe,
1 Blätterteig TK,
100 g Hirse,
100 g Ricotta
(oder anderen Frischkäse),
1 Rügener Badejunge,
frische Minzeblätter
oder Estragon oder
Zitronenmelisse),
Reis

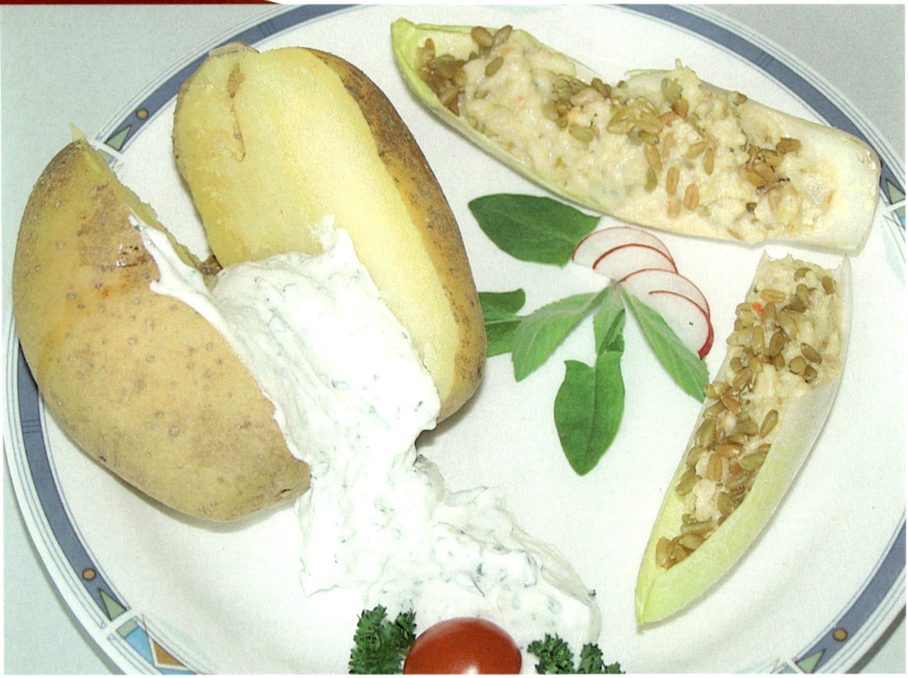

Chicoreeschiffchen mit Apfel-Sanddorn-Grünkernfüllung

Vom Chicoree die einzelnen Blätter entfernen und einzeln auf ein Tablett legen.
Bio-Grünkern mit etwas Salz und Honig bissfest kochen, abkühlen lassen.
Frischkäse, geriebenen Apfel, Sanddorn-Apfelmus und frisch gehackte Pfefferminzblätter zu einer glatten Masse verrühren und das Grünkorn hinzugeben. Mit einem Löffel die kalte Mischung in die Chicoreeschiffchen füllen, mit Radieschenscheiben und Blättern der Zitronenmelisse garnieren und sofort servieren.
Eine große Kartoffel kochen und mit Wildkräuterquark verabreichen.

Zutaten:

50 g Sanddornapfelmus,
1 Kopf Chicoree,
100 g Bio-Grünkern,
2 Äpfel,
100 g Frischkäse,
3 Stängel frische Pfefferminze,
2 Radieschen,
1 Stängel Zitronenmelisse,
1 große Kartoffel,
1 Prise Salz,
1 EL Honig

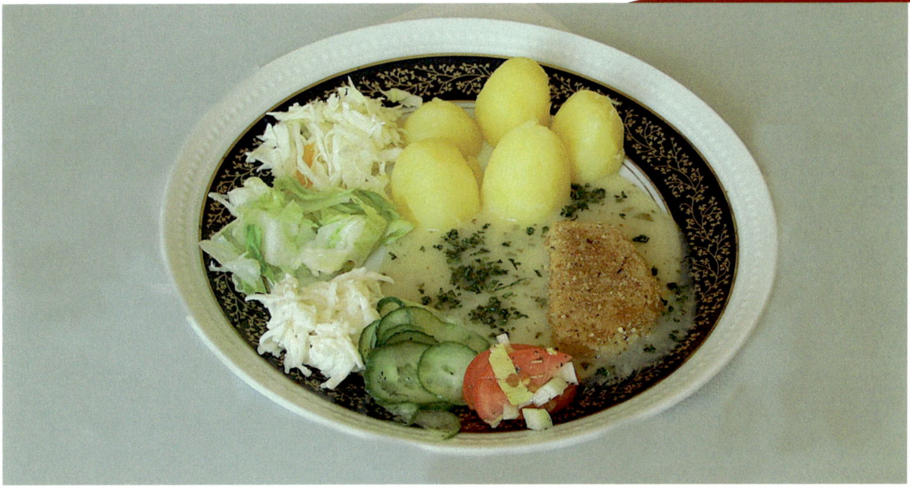

Sellerieschnitzel mit Sanddornsaftwürze in Nusspanade gebacken

Selleriekopf putzen und schälen und in Salzwasser kochen, abkühlen und in Scheiben schneiden. Tablett mit Roggenvollkornmehl bestreuen und Selleriescheiben darauf legen. Mit Salz leicht würzen und Sanddornsaft aufträufeln. Scheiben im geschlagenen Ei drehen und in dem vorbereiteten Nussmehl-Semmelbröselgemenge wälzen. Kurz im Fett braten.

Hierzu wird eine Sauerampfersauce gereicht:
Zutaten: 500 ml Selleriefond (vom Kochwasser des Sellerie), 30 g Mehl, 30 g Butter und 1 – 2 EL Honig, Sauerampferblätter
Butter und Mehl im Topf schwitzen lassen; den heißen Selleriefond aufgießen und sämig rühren.
Mit Honig je nach Geschmack süßen und aufkochen lassen.
Zum Schluss gehackte Sauerampferblätter zugeben.

Zutaten:

3 EL Sanddornsaft,
1 Selleriekopf-mittelgroß,
100 g Pflanzenfett – ungehärtet,
2 EL Haselnussmehl,
3 EL Semmelbrösel,
1 Prise Salz,
1 Ei,
Roggenvollkornmehl fürs Tablett

Sanddorncreme mit Mandeln

Eigelb, Honig, Joghurt, Magerquark, Sanddornsaft, Vanillezucker und Zitronensaft zusammen in einer Schüssel gut verrühren. Geriebene Mandeln zugeben und verrühren.

Das Eiweiß steif schlagen und ebenfalls unter die Creme heben.

Die angerichtete Creme mit etwas Sanddornsirup und je einen Mandelkern garnieren.

Zutaten:

4 EL Sanddornsaft,
2 EL Sanddornsirup,
50 geriebene süße Mandeln,
4 geschälte süße Mandeln,
1 mittelgroßen Zitrone,
250 g Magerquark,
1 Eigelb, 1 Eiweiß,
50 g Honig,
1 Becher Vollmilch-Joghurt,
1 Päckchen Vanillezucker

Sanddorn-Apfelmus von Oma Helga

Äpfel schälen, vierteln, Kerngehäuse entfernen. Mit Wasser bedeckt in nicht zu kleinem Topf bei mittlerer Hitze weich kochen.

Öfter umrühren. Danach mit „Flotte Lotte"/ Küchenmaschine/Pürriergerät zu Brei zerkleinern.

Dieses Mus mit Rosinen und einem kleinen Schuss Rum abschmecken, Sanddornsaft zugeben und gut verrühren.

5 EL Sanddornsaft,
1000 g Äpfel,
1 Prise Zimt,
Zucker nach Bedarf
oder Sanddorn im Honig,
4 ml Rum

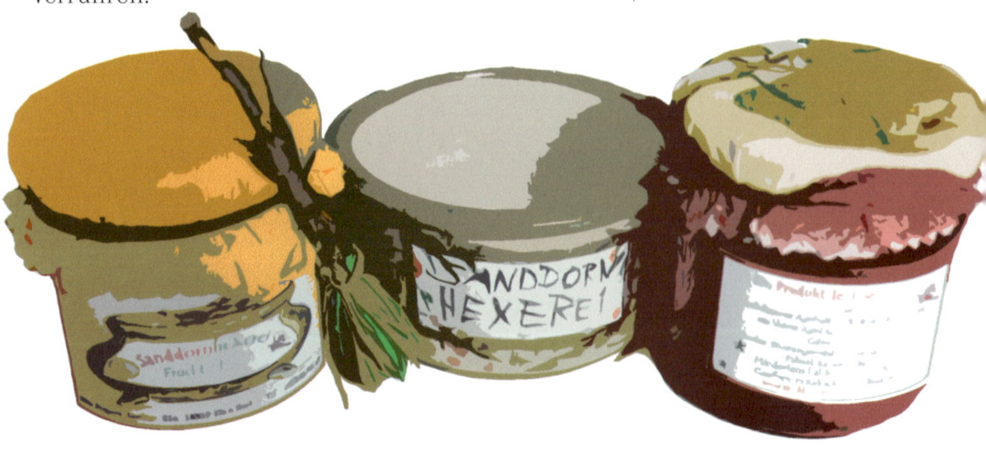

Sanddorn-Quark

Quark mit Ahornsirup, Ei, Sahne, Zimt (Menge nach Geschmack) verrühren und dann Sanddornsaft, ebenfalls je Geschmacksrichtung, zugeben.

In Dessertschüssel füllen und mit Minzeblätter verzieren.

Zutaten:
1 Flasche Sanddornsaft,
5 EL Ahornsirup,
1 Ei,
500 g Magerquark,
3 EL Sahne,
Zimt,
einige Minzeblätter

Sanddorn- Joghurt-Sahnecreme

Die Gelantine im Wasser einweichen, Sahne mit 40 g Zucker aufschlagen, restlichen Zucker im Sanddornsaft auflösen und mit Sanddorn Rügener Art vermischen.

Joghurt glattrühren und nun alle Zutaten gemeinsam verrühren.

Sanddornlikör unterziehen, Gelatine erhitzen und 2 – 3 EL der Creme hinein geben und glatt rühren. Schale mit Klarsichtfolie auslegen, Creme einfüllen und 3 – 4 Stunden gut kühlen.

100 ml Sanddornsaft,
40 g Sanddorn Rügener Art,
20 ml Sanddornlikör,
150 ml Sahne,
150 ml Vollmilchjoghurt,
80 g Zucker,
10 Blatt Gelatine,
60 ml Wasser

Quarkdessert mit Sanddorn

Quark und Joghurt gut verrühren und das Bindemittel einstreuen, 1 Prise Zucker oder flüssigen Honig zugeben und dann in Kompottschalen füllen.

Mit Sanddornsaft ganz nach Belieben Muster auf die Dessertoberfläche zur Verzierung aufbringen.

4 EL Sanddornsaft,
200 ml Joghurt,
250 g Quark,
1 ml „Bindino“ –
oder ein anderes pflanzl. Dickungsmittel,
etwas Zucker oder Honig

Sanddornmüsli mit Obst

Obst waschen, evtl. ausschneiden und schälen, zerkleinern und in eine Schüssel mit Haferflocken und Mandeln geben. Kefir mit Sanddornsaft und etwas Honig süßen und gut verrühren und anschließend über das Müsli geben.
Alles gut umrühren.

Zutaten:

4 EL Sanddornsaft,
500 g frisches Obst der Jahreszeit (Äpfel, Orangen, frische Beeren, Bananen, Kiwi, oder auch Rosinen),
5 EL gehackte süße Mandeln,
4 EL grobe Haferflocken,
500 g Kefir, Honig

Müsli mit Sanddorn

Naturjoghurt mit Müsli und Ludwigsluster Früchtchen auf den Teller geben und Sanddornsaft zu Garnierung an den Tellerrand träufeln, nach Geschmack mit etwas Honig verfeinern.

Gut umrühren.

4 EL Sanddornsaft,
400 g Müsli,
100 g Ludwigsluster Früchtchen,
500 g Naturjoghurt,
Honig

Sanddorn-Joghurt

Sanddornsaft und Naturjoghurt vermischen oder als Verzierung auf dem Joghurt verteilen.

Gekühlt reichen.

2 EL Sanddornsaft,
1 Becher Naturjoghurt – ungesüßt

Sanddorn – Quark

Sanddornsaft mit Naturquark vermengen

2-3 EL Sanddornsaft,
1 Becher Naturquark

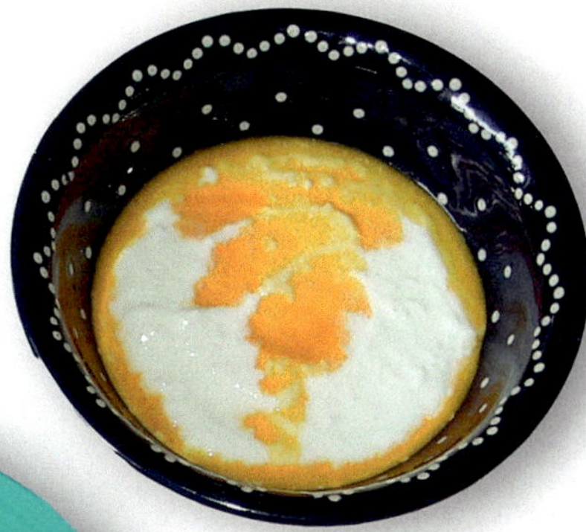

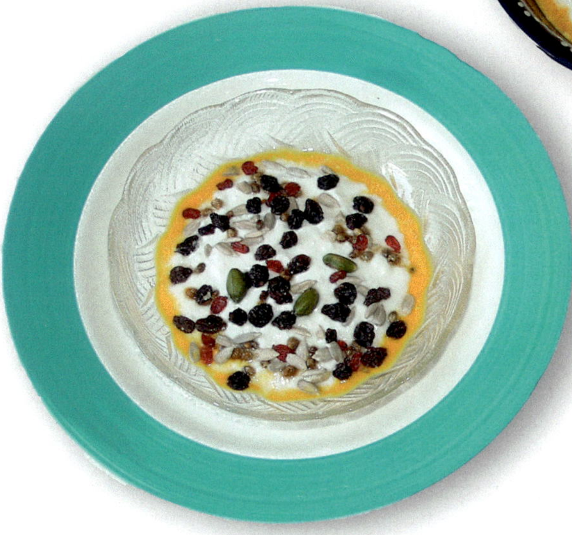

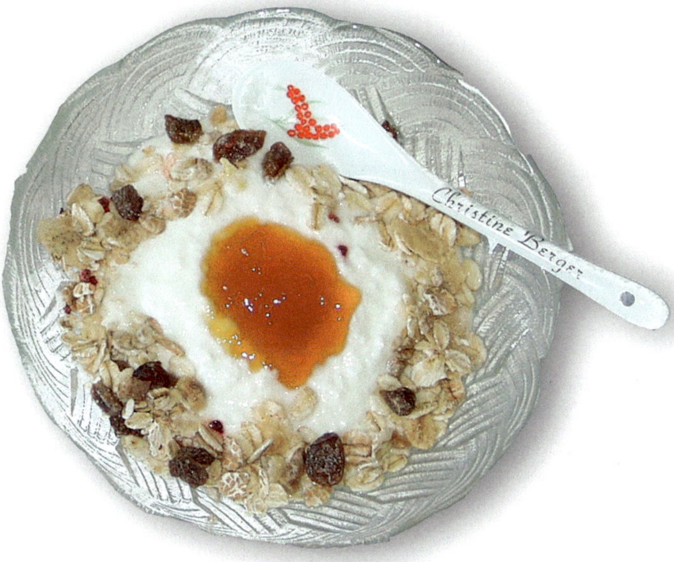
Christine Berger

Sanddorn-Sirup Variante I

Ein halber Liter Saft und ein halber Liter Wasser werden mit 500 g Zucker aufgekocht und danach in Gläser gefüllt.

Dieser Sirup eignet sich zur Herstellung eines lekkeren Erfrischungsgetränkes. Aber auch zum Verfeinern von Kuchen oder als Brotaufstrich geeignet.

Zutaten:

500 ml Sandornsaft,
500 ml Wasser,
500 g Zucker

Sanddorn-Sirup Variante II

Ein Liter Sanddornsaft wird auf 75 ° C erhitzt und unter ständigem Rühren werden 1500 g Zucker zugegeben.

Durch Rühren und Hitze löst sich der Zucker auf und es entsteht dickflüssiger Sirup.

Dieser wird sofort in Flaschen abgefüllt und mit Stöpsel und Paraffin verschlossen.

1000 ml Sanddornsaft,
1500 g Zucker

Sanddorn-Sirup Variante III

Die Beeren zerdrücken und mit dem kochenden Wasser übergießen, fest verschlossen (Pergamentpapier) 24 Stunden kühl wegstellen.

Dann abseihen, Zucker und Zitronensaft unterrühren. Abfüllen in kleine Flaschen und bei 70° C pasteurisieren.
Danach Flaschen gut verschließen.

1000 g vollreife Beeren,
1500 g Zucker,
750 ml Wasser,
3 TL Zitronensaft

Mus

Fruchtgehalt über 45 %, nur eine Fruchtart als Grundlage, längere Erhitzungszeit

Zutaten:

Sanddornmus

1000 g frische Beeren vom Sanddorn werden mit wenig Wasser kurz erhitzt und dann die Masse durch ein Sieb streichen. 1000g Zucker oder viel Honig dazugeben und etwa 15 – 20 Minuten rühren, bis sich eine stark dickflüssige Masse gebildet hat.

1000 g frische
Sanddornbeeren,
1000 g Zucker,
etwas Wasser

Als Brotaufstrich verwendbar oder auch mehrmals 1 Teelöffel verabreichen.

Sanddornmarmeladen

sind streichfähig und werden aus Fruchtfleisch, Saft und auch gemischt mit anderen Fruchtarten hergestellt. Der Fruchtgehalt muss über 20 % liegen.

Sanddorn-Marmelade

Saft je nach eigenem Geschmack mit Zucker versüßen und gut durchrühren, bis zur Geleeprobe kochen und heiß in Gläser füllen.

500 ml Sanddornsaft,
165 -210 g Zucker

Sanddorn-Mehrfrucht-Marmelade

Früchte waschen, abtropfen lassen, weich kochen und anschließend durch ein Sieb streichen. Fruchtbrei mit Sanddornsaft und Zucker gut durchrühren und etwa 15 – 20 Minuten kochen lassen, heiß in Gläser abfüllen und gut verschließen.

500 ml Sanddornsaft,
500 – 1000 g Früchte,
z.B. Apfel, Birne, Kürbis
und Melone,
500 – 1000 g Zucker

Konfitüren

Fruchtgehalt über 35 %, damit Fruchtstücke noch erkennbar sind

Sanddorn-Konfitüre Variante I

Zutaten:

1000 g Sanddornbeeren,
800 g Zucker,
1 Päckchen Pektinpulver

Die Beeren ordentlich abwaschen und putzen, Stielreste entfernen, Beeren mit wenig Wasser garen.

Dann nach und nach den Zucker und das Päckchen Pektin zugeben, rühren und solange kochen, bis die gesamte Masse breiig wird.

Sofort in Gläser abfüllen, verschließen und am besten kopfüber erkalten lassen.

Sanddorn-Konfitüre Variante II

2000 g Sanddornbeeren,
1000 g Zucker
und Gelierpulver
(man rechnet mit einem Päckchen Gelierpulver auf 1000 g gewonnenen Sanddornmark)

Beeren in einen Topf geben und ebenso mit Wasser bedecken und kochen bis die Früchte aufplatzen. Den Brei durch ein Sieb streichen und das gewonnene Mark wiegen, den Gelierpulveranteil ausrechnen und mit dem Mark mischen.

Bei ständigem Rühren Aufkochen lassen und den Zucker nach und nach zugeben. 3 Min. sprudelnd kochen lassen, vom Herd nehmen und weiter rühren, bis der entstandene Schaum zerfällt.

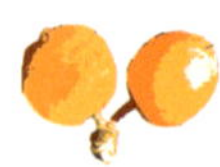

In vorher angewärmte Gläser füllen, verschließen und langsam abkühlen lassen.

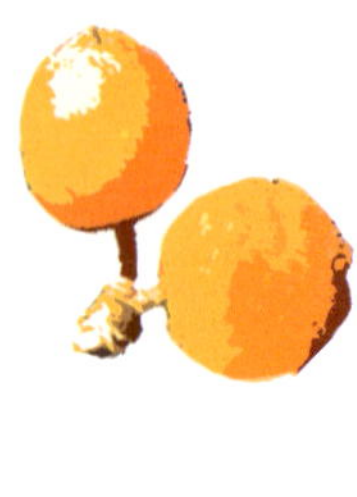

Empfehlung: Das Glas während des Abkühlens auf den Kopf stellen.

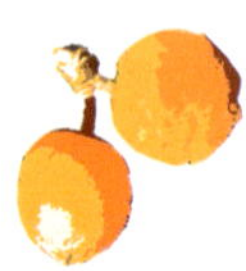

Gelee

Fruchtgehalt mindestens 35 %, meist aus Fruchtsaft oder Fruchtkonzentrat

Zutaten:

Sanddorn-Gelee Variante I

Die Beeren mit Wasser bedecken und zum Kochen bringen. Bei mäßiger Hitze köcheln lassen, bis die Beeren geplatzt sind. Diesen Fruchtbrei durch ein Tuch abseihen. 750 ml des gewonnenen Sanddornsaftes mit dem Gelierzucker kochen, etwa 4 Minuten sprudeln kochen und dann sofort in Gläser abfüllen und gut verschließen.

1,5 – 2 kg frische oder eingefrorene Sanddornbeeren – als Ausgleich auch 750 ml Sanddornsaft, 1000 g Gelierzucker, Wasser

Sanddorn-Gelee Variante II

Einen Teil vom Saftkonzentrat mit vier Teilen Wasser vermengen, mit 1200 g Zucker vermischen und etwa 4 Minuten gekocht. Das Gelee wird noch heiß in die Gläser abgefüllt. Schmeckt gut zu Wildpastete oder geräucherter Putenbrust.

250 ml Sanddornsaft, 1000 ml Wasser, 1200 g Zucker

Sanddorn-Gelee Variante III

Saft je nach Geschmack mit Zucker süßen und bis zur Geleeprobe kochen.
Heiß in Gläser füllen.

500 ml Sanddornsaft, 165-210 g Zucker

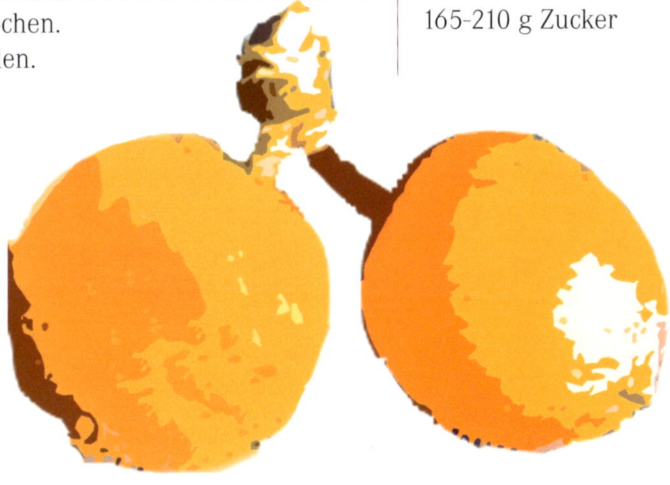

Jam

Zutaten:

500 ml Sanddornsaft,
350 g Zucker

Sanddornsaft und Zucker unter ständigem Rühren bis zur Sirupdicke einkochen, anschließend in vorbereitete Gläser füllen.

Sanddornaufstrich

1000 g Sanddornbeeren,
500 g Gelierzucker,
100 ml Wasser

Früchte sauber abwaschen und abtropfen lassen, danach mit 100 ml Wasser aufkochen bis sie platzen.

Alles durch ein Sieb geben, den gewonnen Saft mit dem Gelierzucker vermengen, aufkochen.

Dabei ständig rühren und 4 Minuten sprudelnd kochen lassen.

Nach der Gelierprobe (etwas Masse auf einen Teller geben und schräg halten. Masse muss oben bleiben und nicht mehr herunter laufen, dann ist die Konfitüre gut) heiß in Gläser abfüllen.

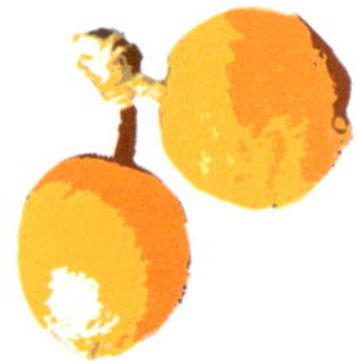

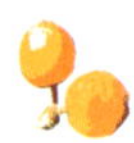

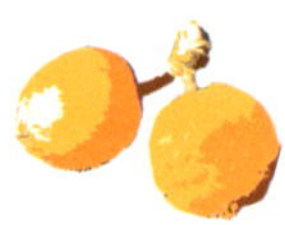

Säfte und weitere Getränke

Größere Mengen frischer Beeren können wie andere Früchte entsaftet werden. Es ist wie immer zu beachten, dass dieser frisch gepresste Saft schnell in Gärung übergeht. Deshalb den Saft in Flaschen abfüllen und bei 85° C etwa 20 Minuten lang pasteurisieren.
Saft kann mit Milch, Buttermilch oder Quark gemischt und verzehrt werden.
Frischer Saft ist, so war es unseren Vorfahren bestens bekannt, wird mit Wasser vermischt – je nach Geschmack- auch mit etwas Zucker/Honig ein feines und erfrischendes Getränk. Den frischen Saft trinkt man so zubereitet als Vitaminkur: dreimal täglich ein Glas.

Hinweis:
Ein guter Sanddornsaft, hier überwiegt der Anteil an Sanddorn und nicht der andere Saft, hat auch einen Ölanteil. Dieser setzt sich als „Pfropfen“ oben im Flaschenhals ab. Das ist keine Qualitätsminderung – sondern das Gegenteil - und kann durch kräftiges Schütteln der Flasche wieder eingemischt werden.

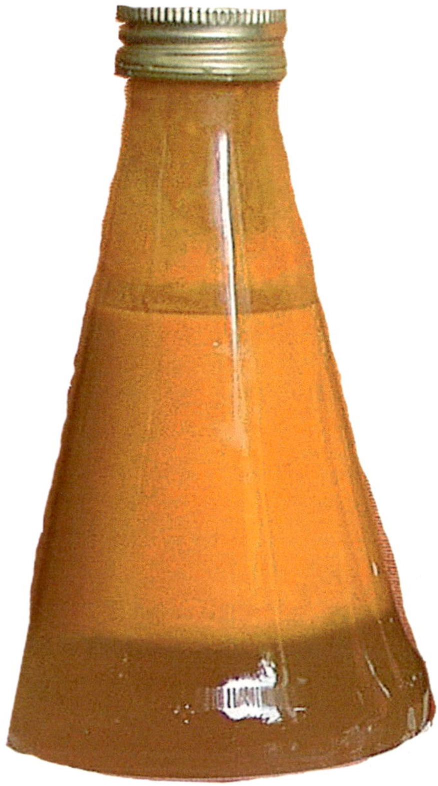

Sanddornsaft Variante I

Zutaten:

Frische oder auch gefrostete Beeren, pro Liter Saft = 500 g Zucker

Die frischen Beeren werden entsaftet. Man kann sie auch mit etwas Wasser (100 ml) köcheln und danach abseihen. Der gewonnene Saft wird je 1 Liter mit 500 g Zucker nochmals aufgekocht; etwa 5 Minuten, bis sich der Zucker aufgelöst hat. Danach in Flaschen füllen und gut verschließen. Manche mögen den herben Geschmack des Sanddorns und geben nur 300 g Zucker oder auch Honig auf 1 Liter Fruchtsaft.

Sanddornsaft Variante II

Zutaten:
2500 g vollreife Beeren, 250 g Zucker

Mit einer Zentrifuge werden die Beeren kalt entsaftet, anschließend gesüßt, in Flaschen gefüllt und bei etwa 80 C pasteurisiert und dann sofort verschlossen.Auch bei den Getränken ist die Produktpalette in breiter Vielfalt vorhanden. Neben Sanddornwein oder auch Sanddornlikör, gibt es auch Sanddornkräuterlikör oder Sanddorn Secco. Im Angebot ist auch ein fertiges Ansetzprodukt zur eigenen Herstellung von Sanddornlikör.

Sanddornmilch

Alles gut mixen oder verrühren.

Bei Verwendung von Sanddornsirup kann Zucker/ Honig entfallen.

Zutaten:

0,5 l Milch,
5 – 6 EL Sanddornsaft
1 – 2 Eier,
2 EL Zucker
oder auch Honig

Sanddorn – Joghurt – Drink

Joghurt und Mineralwasser – beides sehr gut gekühlt, mit dem Sanddorn und dem Ahornsirup in eine hohe Schüssel geben und aufmixen bis die Oberfläche schaumig ist. Nun mit Zitronensaft abschmecken und in Becher füllen, mit Zitronenmelisse garnieren und gleich zum Sofortverbrauch servieren.

100 ml Mineralwasser,
600 g Joghurt,
3 EL Ahornsirup,
6 EL Sanddorn-Vollfrucht,
4 EL Zitronensaft,
einige Blättchen
Zitronenmelisse

Sanddorn – Molkedrink

Mango schälen, in Streifen schneiden, würfeln und im Mixer mit der Molke, dem Sanddorn- und Orangensaft sowie Ahornsirup gut mixen.
In Gläser füllen und vor dem Servieren jeweils mit einer Limettenscheibe garnieren.

1 EL Sanddornsaft,
4 Mango,
100 ml Orangensaft,
150 ml Molke,
1 EL Ahornsirup,
Limettenscheiben

Sanddornshake

Ganz einfach: Banane würfeln und mit allen anderen Zutaten im Mixer gründlich verrühren und in ein Glas geben.

3 EL Sanddornsaft,
3 EL Zitronensaft,
1 Banane,
1 Eigelb,
1 Glas Vollmilch

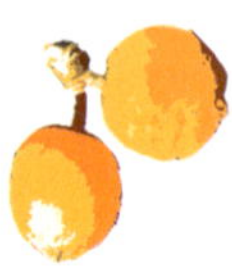

Eiergrog mit Sanddornsaft

Zutaten:

8 EL Sanddornsaft,
3 EL Honig mit Sanddorn,
6 EL Wasser,
6 Eigelb,
750 ml Ostfriesentee

Honig mit Eigelb und Wasser gut verrühren. Den warmen schwarzen Ostfriesentee und den Sanddornsaft zugeben. Im Wasserbad mittels Schneebesen schlagen, bis der Punsch aufsteigt. Mit etwas Vanille abschmecken und dann in Gläser füllen.

Sanddorn-Grog a' la Berger

20 ml Sanddornsaft,
20 ml Sanddorngeist,

Kandis, Sanddornsaft und Sanddorngeist in ein Glas geben und mit heißen Wasser auffüllen, je nach Geschmack mit Kandis süßen.

Korn mit Sanddorn

2 cl Sanddornsaft,
4 cl Korn

Sanddornsaft in ein Glas geben und mit Korn auffüllen. Sehr zu empfehlen.

Sanddorn „Glücksbringer"

2 EL Sanddornsaft,
250 ml Aprikosennektar,
150 ml Apfelsaft,
1 Banane

Banane pürieren und dann alle Zutaten im Mixer gut durchrühren.
Der Glücksbringer, das Hormon „Serotin" ist für gute Laune und „Ideen" zuständig.
Es wird durch die Vitamine C und B 6, Magnesium und Kalium noch unterstützt – Powerdrink!

Sommernachtstraum

250 ml Sanddornnektar,
3 EL Schlagsahne,
2 EL Eis (zerstoßen),
250 ml Sekt,
1 EL Honig

Der Sanddornnektar wird mit Schlagsahne und Eis kräftig verquirlt und anschließend in einer Sektschale mit Sekt aufgefüllt. Bei Bedarf oder auch Geschmack mit Honig versüßen.

Kindertag

Sanddornnektar, mit Eis und Honig sowie Schlagsahne im Mixer verquirlen und dann im bunten Kindertrinkglas mit Mineralwasser auffüllen.

Zutaten:

250 ml Sanddornnektar,
2 EL Schlagsahne,
1 EL Honig
2 EL zerstoßenes Eis,
250 ml Mineralwasser

Sanddornhexen-Punsch der Insel Rügen

Alle Zutaten in ein Gefäß geben und mit dem Honig dann die Süße abschmecken.
„Hex, Hex – wohl schmex" wünscht die Sanddornhexe der Insel Rügen.

666 ml frisch gebrühter Pfefferminztee,
333 ml Sanddornsaft,
333 ml Rum,
1 Prise Muskat oder auch Koriander,
2 – 3 TL Sanddorn im Honig

Sanddornmilch mit Pfirsich

Pfirsichhälften klein schneiden und mit der Milch im Mixer verrühren. Je nach Wunsch mit Honig süßen, in hohe Gläser gießen und obenauf mit etwas Saft vom Sanddorn verzieren. Schmeckt am besten ganz kalt.

5 EL Sanddornsaft,
4 Pfirsichhälften,
1Liter Vollmilch,
Honig

Sanddorn-Erfrischungsgetränk

Eiswürfel und alle Früchte in den Shaker geben und gut durchschütteln, anschließend abseihen, Saft in ein Glas geben und mit Sekt oder Selters auffüllen; mit Früchten als Spieße verzieren.

60 ml Sanddornsaft,
20 ml Zuckersirup,
40 ml Pfirsichnektar,
20 ml Kaffeesahne,
60 ml Sekt oder Mineralwasser,
Früchte: Cocktailkirsche, Karambole, Kiwi, Orangenscheibe, Eiswürfel

Sanddorn-Mix

Früchte zerdrücken oder bei Bedarf klein schneiden, danach alles in den Mixer geben und durchrühren. Mit etwas Zitronensaft – je nach Geschmack – abrunden.

Zutaten:

4 EL Sanddornsaft,
750 ml Milch
(auch Buttermilch
schmeckt sehr gut),
100 g Früchte der Saison,
Zitronensaft

Sanddornmakronen

In einer Schüssel das Eiweiß steif schlagen, Sanddornsaft und Kokosraspeln zugeben, den Puderzucker fein verteilt obenauf sieben, mit einem Schneebesen die Zutaten unterheben. Kleine Teighäufchen mittel Teelöffel auf die Oblaten bringen. In die Mitte wird etwas Sanddornmarmelade gegeben.
Bleche mit den Oblaten in den auf 130° C vorgeheizten Backofen schieben und etwa 15 – 20 Minuten bei 130 – 150 C backen. Fertige Makronen sind außen schön knusprig, aber innen noch etwas weich.

3 EL Sanddornsaft,
3 Eiweiß,
200 g Kokosraspeln,
125 g Puderzucker,
Backoblaten,
2 EL Sanddornmarmelade

Sanddornkekse

Mehl mit Nüssen vermengen (Backbrett) Butter mittels Messer unterhacken, mit den Händen zerbröseln und geriebene Zitronenschale darüber streuen. Honig und Ei verquirlen und mit einer Gabel unter die Teigkrümel mengen und nun zu einem glatten Teig verkneten. Anschließend etwa 30 Minuten in den Kühlschrank stellen. Backofen vorheizen (175° C). Teig ausrollen und runde Plätzchen – 3 – 4 cm Durchmesser – ausstechen. Die Hälfte mit einem Loch in der Mitte versehen und nun auf gefettetem Blech etwa 20 Minuten backen. Sanddorngrog mit Sanddornmus vermengen und auf ein Plätzchen streichen und auf das zweite, mit der Öffnung aufsetzen.

2 EL Sanddorngrog,
4 EL Sanddornmus,
250 g feinstes Weizenvollkornmehl,
200 g Butter,
200 g geriebene Nüsse,
3 EL Honig,
1 Ei,
1 TL geriebene
Zitronenschale

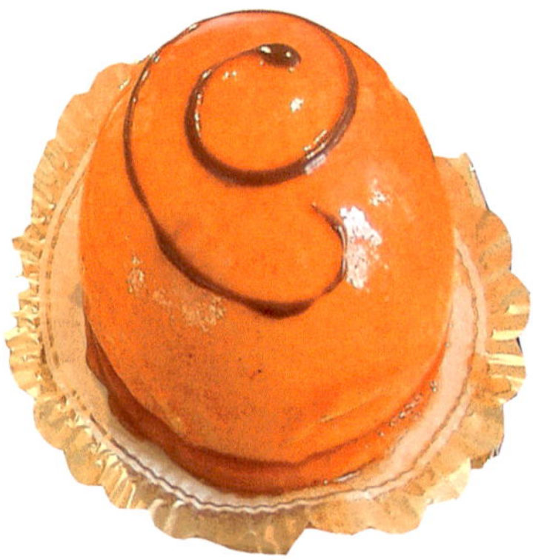

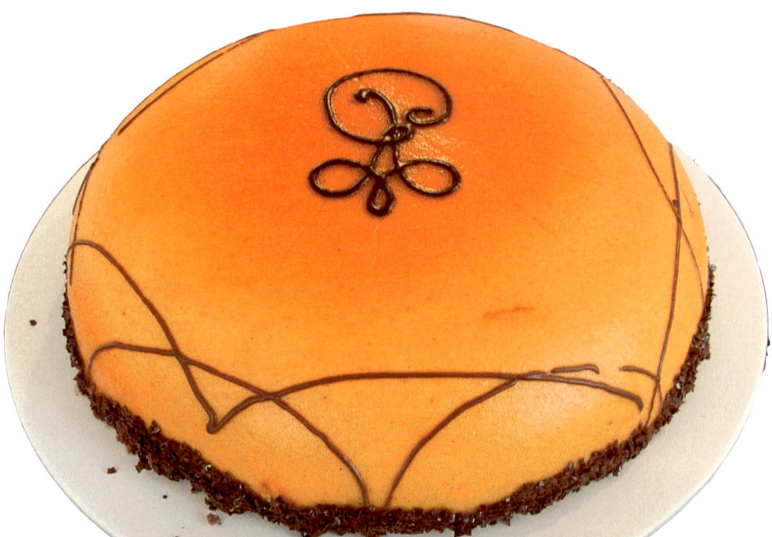

Sanddorn-Muffins

Die weiche Butter mit Eier, Vanillezucker und Zukker schaumig rühren. Backpulver, Mehl und Milch zugeben. Feinste Bitterschokolade grob hacken und unterrühren. Danach Sanddornkonfitüre zugeben. Muffins-Backform fetten und Teig einfüllen.

Bei 175° C etwa 25 Minuten backen und danach mit Puderzucker bestäuben.

Zutaten:

100 g Sanddornkonfitüre,
125 g Butter,
250 g Mehl,
50 g Schokolade,
125 g Zucker,
2 Eier,
4 EL Milch,
1 P Vanillezucker,
1 P Backpulver;
Puderzucker

Sanddorneis

Eiweiß etwas schlagen, alle Zutaten zugeben und fest schlagen. Ins Gefrierfach legen, etwa im Abstand von 10 Minuten nochmals verrühren, bis das Eis ganz fest ist.

150 ml Sanddornsaft,
100 g Zucker,
150 ml Milch,
200 g Sahne,
1 Eiweiß,
1 EL Grand Manier

Sanddorn und Speiseöl

Speiseöle, z.B. Sonnenblumen- oder Distelöl werden durch den Zusatz von Sanddornöl noch weiter verbessert.
Auf 50 ml Speiseöl werden 5 Tropfen Sanddornöl zugegeben und damit, z.B. Salat angemacht.

Sanddornsenf

Dieser mittelscharfe Senf schmeckte vorzüglich zu hellen Fleischsorten und zu Meeresfrüchten.

Tee

Ein breites Sortiment von Teemischungen mit Sanddorn wird im gut sortierten Fachhandel angeboten. Rezepte zur eigenen Herstellung von Teemischungen gibt es nicht.

Hinweis:
Schleimhäute, Hals und Rachen, aber auch Magen und Darm werden zusätzlich vorbeugend geschützt, wenn man einige Tropfen Sanddornfruchtöl in den Tee gibt.

Gummibären und Bonbons

Nicht aus eigener Herstellung, aber zur Info, was Kinder mögen und was ihnen gut bekommt.

Inhalte: Bio-Sanddornsaft und dazu jeweils Erdbeer-, Pfirsich- oder auch Aprikosensaft sowie als neue Kreation „Sanddorn-Cola-Limette“

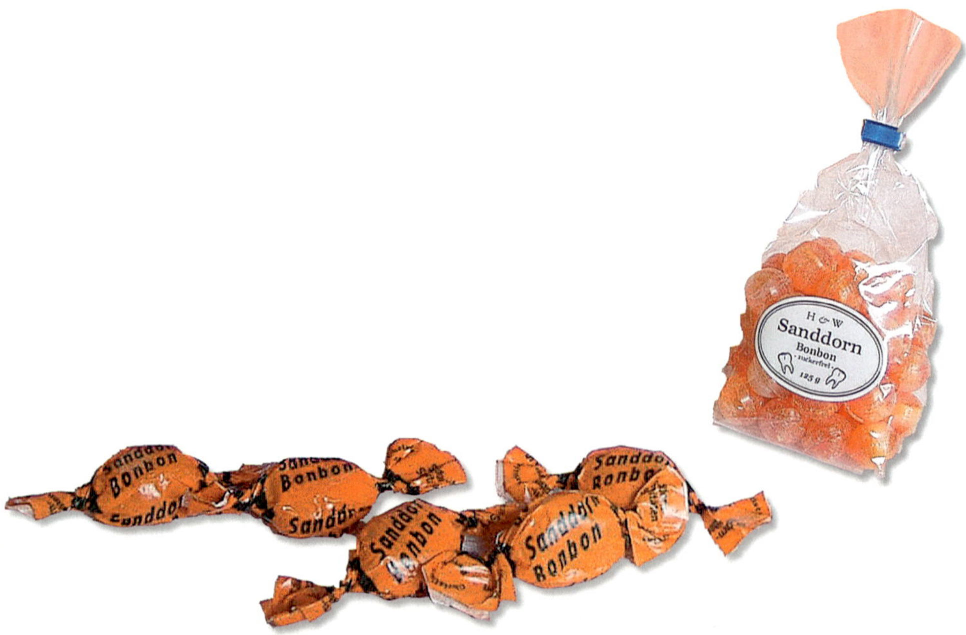

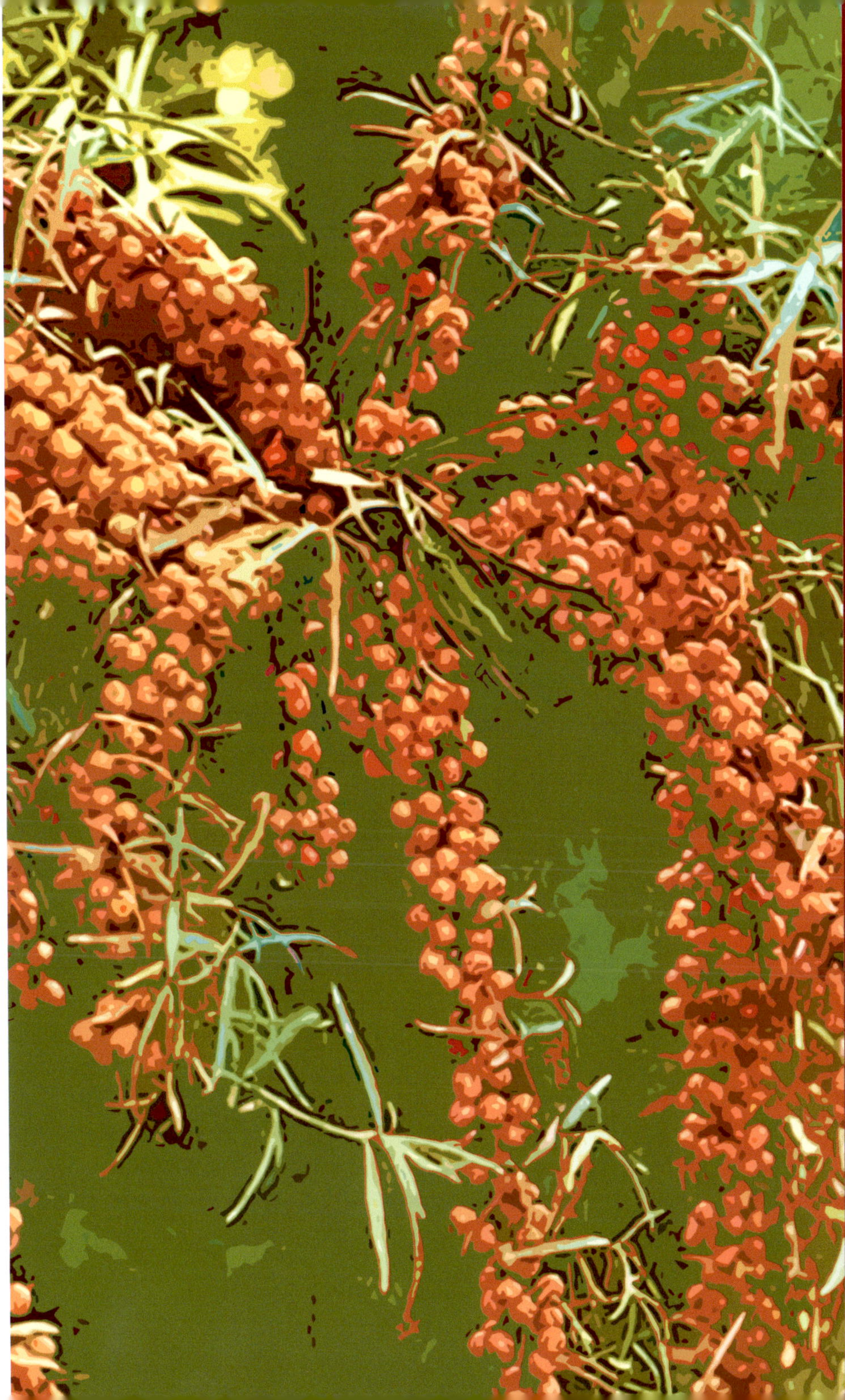

Worterklärungen:

Containerpflanzen – Behälter, Topf, Plastesack herangezogene Pflanzen
Diploid – mit doppeltem Erbträgersatz
Internodien – Sprossenabschnitt zwischen zwei Blattknospen
Lateral – seitlich
Nektarien – Honigdrüsen
Nodien – Blattknospe
Papillen– Warzen
Schülfern – feinste Behaarung
Terminalknospe – Endknospe
Vegetativ – ungeschlechtlich
Vorlaubig – vor dem Erscheinen des Laubes blühend

Verwendete und weiterführende Literatur:

AICHELE, Dietmar / GOLT-BECHTLE, Marianne: Was blüht denn da; Fanckh - Kosmos Verlags-GmbH & Co., Stuttgart, 1991Anthea: Das Buch der Hexenkräuter; VPM Verlagsunion Pabel Moewig KG, Rastatt, o.J.Herud,
AXEL und WEGERT, Fred: Mecklenburger Spezialitäten; Herud & Wegert GmbH, Sanddornspezialitäten „Apfelscheune“ Ludwigslust, Ludwigslust, 2004Arnsberg, Hans von: Natürliche Heilung mit Sanddorn-Fruchtfleisch-Oel; Oleum Heilsam Verlag, Edition Hans Wagner, Altomünster, 2000
Autorenkollektiv: Die grosse Enzyklopädie der Heilpflanzen, verlegt bei Kaiser, Neuer Kaiser Verlag, Gesellschaft m. b. H., Klagenfurt, 1994
Autorenkollektiv: Heilpflanzen und ihre Kräfte; Lingen Verlag Köln, Köln, 1988

BLASE, Karin: Hiddensee A – Z, Demmler Verlag; Schwerin, 2000
BLASSE, Prof. Dr. Wolfgang: Blühen und Fruchten beim Obst; VEB Deutscher Landwirtschaftsverlag Berlin, Berlin, 1986
BÖRNGEN, Dr. Siegfried: Pflanzen helfen heilen; VEB Verlag Volk und Gesundheit, Berlin- Jena, 1965 und 1988
BRESCHKE, Joachim: Freude am eigenen Garten – Obstgehölze; Verlagsunion Erich Pabel -Arthur Moewig Kg Rastatt, Rastatt, 1989
BROSS-BURKHARDt; Brunhilde: Wildobst & Wildbeeren; Umschau Buchverlag GmbH, Frankfurt am Main, 2003

COOMBES, Allen J.: Laub- und Nadelbäume; Ravensburger Naturführer, Ravensburger Buchverlag Otto Maier GmbH Ravensburg, 1994,

DARMER, Dr. Gerhard: Der Sanddorn als Kultur- und Wildpflanze; S. Hirzel Verlag Leipzig, Leipzig, 1952
DIENER, Harry: Drogenkunde; Fachbuchverlag Leipzig, 1958

EINHORN, Otto und Autorenkollektiv: Obst und Gemüse; VEB Fachbuchverlag Leipzig, Leipzig, 1988
ELSSHOLTZ, Johann Sigismund: Vom Garten-Baw, Edition Leipzig, Leipzig, 1987
ELSTNER, Prof. Dr. Erich F. (Hrsg.): Sträucher und Gehölze; Gondrom Verlag GmbH & Co. KG., Bindlach, 1995

FISCHER, Eva und Valentin: Gesundes aus dem eigenen Garten; BLV Verlagsgesellschaft mbH, München, Wien. Zürich, 1998
FRIEDRICH, Prof. Dr. Gerhard und Schuricht, Dr. Werner: Seltenes Kern-, Stein- und Beerenobst, Neumann Verlag; Leipzig-Radebeul; 1985

GÄBLER, Hartwig: Gesundheit durch Kräuter, DAK Hamburg, o.J.
GÖRITZ, Hermann: Laub- und Nadelgehölze für Garten und Landschaft; VEB Deutscher Landwirtschaftsverlag Berlin, 1986
GRÖGER, Frieder: Pilze und Wildfrüchte; Verlag für die Frau, DDR, Leipzig, 1985
GUTHJAHR, Markusine: Aromaschätze, wilde Früchte und Gewürze, Landbuch Verlag, Hannover, 2004

HARZ, Kurt: Unsere Laubbäume und Sträucher im Sommer; Akademische Verlagsgesellschaft Geest & Portig K.-G., Leipzig, 1953
HEEGER, Prof. Dr. E. F.: Handbuch des Arznei- und Gewürzpflanzenbaues; VEB Deutscher Landwirtschaftsverlag Berlin, Berlin, 1989
HERUD, Axel und Wegert, Fred: Mecklenburger Spezialitäten; Herud & Wegert GmbH, Sanddornspezialitäten „Apfelscheune“ Ludwigslust, Ludwigslust, 2004
HIEKE. Karel: Praktische Dendrologie, Bd. 2; VEB Deutscher Landwirtschaftsverlag, Berlin, 1989

IDEN, Karin: Jetzt geht,s ans Eingemachte; Verlag W. Hölker, Münster, 2000

JACOB, Frank D.: Die kleine Wildobst-Fibel; Arbeitsgruppe „Wildobst“ Berlin/Brandenburg, Paaren, 2001

KOEHLER, Horst: Das praktische Gartenbuch; C. Berthelsmann Verlag, Gütersloh, 1967
KOSCHTSCHEJEW, A. K.: Wildwachsende Pflanzen in unserer Ernährung; VEB Fachbuchverlag Leipzig, Leipzig, 1986
KREMER, Dr. Bruno P.: Steinbachs großer Naturführer Bäume und Sträucher, Mosaik Verlag GmbH, München, 1992
KREUTER, Marie-Luise: Der Biogarten; BLV Verlagsgesellschaft mbH, München, Wien, Zürich, München, 1992
KUTSCHER, Manfred: Flora & Fauna an der Ostseeküste Mecklenburg-Vorpommern; Demmler- Verlag, Schwerin, 1995

LANSKA, Dagmar: Wildpflanzen auf unseren Tisch; Artia Verlag, Prag, 1990
LEHARI, Gabriele: Konfitüren & Gelees; Eugen Ulmer Verlag, Stuttgart, 2005
LUETJOHANN, Sylvia: Sanddorn „Starke Frucht und heilsames ÖL“; Windpferd Verlagsgesellschaft mbH, Aitrang, 1999
MÜHLEIB, Dr. Friedhelm: Essen macht Laune; Gräfe und Unzer Verlag GmbH, München, 1999

NATHO, Prof. Dr. Günther und Autorenkollektiv: Rohstoffpflanzen unserer Erde; Urania Verlag Leipzig-Jena-Berlin, Leipzig, 1984
NEUBERT, Andreas und Liebich, Angela: Eine kulinarische Entdeckungsreise durch Mecklenburg-Vorpommern; Neuer Umschau Buchverlag GmbH, Neustadt an der Weinstraße, 2005
NIEMANN, Renate: Sanddorn – die Kraft der Sonne; Hrsg.: Uwe Rolf GmbH, Aurich und Herud & Wegert GmbH, Ludwigslust, 2005

PAHLOW, Mannfried: Das grosse Buch der Heilpflanzen; Bechtermünz Verlag, Lizenzausgabe für Weltbild Verlag GmbH, Augsburg, 1999

PISCH, Martina: Sanddorn Vitamin-Fibel; Reprint – Verlag, Rügen, Bergen auf Rügen, 2003
PRIHODA, Antonin: Heilende Natur; Verlag Werner Dausien, Hanau, 1989
ROMAGNOLI, Gioia und Vasetti, Stefania: Klassische Kräuter und Heilpflanzen; Sonderausgabe für Flechsig Buchvertrieb – Stürtz Verlag GmbH, Würzburg, 1996

SEBALD, Oskar; Seybold, Siegmund und Philippi, georg: Die Farn- und Blütenpflanzen Baden Württembergs, Bd. 4, Verlag Eugen Ulmer, Stuttgart, 1992
SCHUBERT, Rudolf, Prof. Dr. und Wagner, Dr. Günther: Pflanzennamen und botanische Fachwörter, Neumann Verlag Leipzig-Radebeul, 8. Auflage, 1984
SCHUNK, Dr. Rainer: Heilkraft aus Heilpflanzen; Kaulfuss-Verlag Abtswind, Abtswind, 1989
SCHRETZENMAYR, Martin: Taschenbuch der heimischen Bäume und Sträucher; Urania Verlag Jena, 1954
SCHWINGHAMMER, Herbert: Omas beste Heilkräuter; Verlagsgruppe Weltbild GmbH, Augsburg, 2004
SIEGMUND, Ferdinand: Omas Lexikon der Kräuter und Heilpflanzen; Bechtermünz Verlag GmbH, Eltville am Rhein, 1990
SMOLIK, H. W.: Naturführer Deutschland; Sonderausgabe des Tigris Verlages, o.J.
Späth´sche Baumschulen; Späth-Katalog, Berlin-Baumschulenweg, o.J.
STICHMANN-MARNY, Ursula (Hrsg.): Der neue Kosmos Tier- und Pflanzenführer; Franckh-Kosmos Verlags - GmbH &Co., Stuttgart, 2000
STRASSMANN, Rene, A.: Baumheilkunde; AT Verlag Aarau/Schweiz, 1994
STRITZKE, Siegfried: Seltene Obstarten im Garten; VEB Deutscher Landwirtschaftsverlag, Berlin, 1977
www.naturheilkunde-online.de
Dapper, H. Prof. Dr., Altes und Neues vom Sanddorn. Ais. Berliner heilpraktiker nachrichten

ZANDER, et. al.: Handwörterbuch der Pflanzennamen, Eugen Ulmer Verlag GmbH & Co., Stuttgart, 2002, 17. Aufl.
ZELTNER, Dr. Renate: Marmeladen, Konfitüren, Gelees; Wilhelm Goldmann Verlag, München, 1988

o.V.: Das Große Lexikon der Heilsteine, Düfte und Kräuter; Methusalem Verlags-Gesellschaft mbH, Neu-Ulm, 1995
o.V.: Der Neue Brockhaus; F. A. Brockhaus, Leipzig, 1942
o.V.: Heilpflanzen; Verlagsunion Erich Pabel – Arthur Moewig KG, Rastatt, 1991
o.V.: Sanddorn; Ostsee exclusiv, nordlicht verlag, Karlshagen, 2. Jg., 2003, Frühjahr, Sommer und Herbst
o.V.: wir kochen gut; Verlag für die Frau, Leipzig, 1968 und 1987

Fotonachweis:

Christine Berger,Rezeptfotos, S. 87, 88, 97

Boy,Mirco, Binz , S. 2,8, 17, 21, 27, 38, 39, 41, 53, 67, 83

Löser,Frank, Göhren, S. 26, 31, 32, 33, 34, 35, 37, 43, 48, 62, 63, 66, 80, 82, 85, 90 101, 105, 116

Die Sanddornsahnetorte und die Törtchen wurden im Classic Cafe´Restaurant Röntgen in Schwerin aufgenommen (S.116)

Sanddorn Storchennest GmbH, Ludwigslust, S. 16, 30, 45, 55

Stephan Silke, („Sanddornhexe“), S.64, 65

Ingo Wandmacher, Bad Schwartau, S. 7, 56, 57, 58, 59, 61

Anschriften (Auswahl)

Vereine
Sanddorn e.V – Gesellschaft zur Förderung von Sanddorn und Wildobst, Infostelle, An der Mühle 1, 15345 Altlandsberg , Tel. 03 34 38 / 1 47 24, sylvia.thies@ubf-resarch.com, www.sanddorn.net

Betriebe
BBC Baumschulen, Berlin Containerpflanzen GmbH, Späthstraße 80/81, 12437 Berlin, Tel. 030 / 63 90 03 36, spaethii@gmx.de

Christine Berger GmbH & Co. KG, Fercher Straße 60, 14542 Werder – OT Petzow, Tel. 0 33 27/ 46 91- 0, www. sandokan.de, info@sandokan.de

Herud & Wegert GmbH, Sanddornspezialitäten „Apfelscheune“, Industriegelände 7 a, 19288 Ludwigslust, Tel. 0 38 74 / 25 08 60, sanddornquelle.com, sanddornquelle@web.de

Lienig Wildfrucht-Verarbeitung, Märkische Str. / Gewerbegebiet, 15806 Dabendorf, Tel. 0 33 77 / 3 28 - 0 , www.Lienig.com, info@Lienig.com

P&P Baumschulen Friedersdorf, Detmolder Straße 65, 10715 Berlin, ptwissel@t-online.de

Sanddornprodukte Pagels, Familie Pagels, An der Chaussee 15, 23948 Wohlenberg, Tel. / Fax: 03 88 25 / 2 92 55,

Sanddorn Storchennest GmbH, Heideweg 9, 19288 Ludwigslust, Tel. 0 38 74 / 2 19 73, www. sanddorn-storchennest.de, sanddorn-storchennest@t-online.de

Sanddorn GbR, Dipl.-Ing. Brylka, A., Luckenwalder Straße 5 a, 14913 Hohenseefeld, Tel. 03 37 44 / 6 06 11, sanddorn gbr@t-online.de

Späth’sche Baumschulen GmbH, Späthstraße 80/81, 12437 Berlin, Tel. 0 30 / 63 90 03 36, spaethii@gmx.de

Danksagung

Ich möchte mich bei allen bedanken, die mir, in welcher Form auch immer, halfen, dass dieses Buch erscheinen konnte.

Frau Christine Berger, Werder, bei der Sanddornhexe der Insel Rügen, bei Herrn Frank Spaethe, Ludwigslust. Den Sanddornkönigen, dem Ehepaar Neumann in Sassnitz, und Herrn Heinz Sluschny, Schwerin für manch botanischen Tipp. Dank besonders auch dem Ehepaar Quaß für die extra Zubereitung von Sanddornspeisen und dem Ausprobieren von Rezepten.

Besonders danke ich meiner lieben Frau Evemarie, die nicht nur mit mir gemeinsam viele Recherchen durchführte, Rezepte aussuchte und auch ausprobierte, beim Arranngieren der Fotos half und auch manche Textstellen freundlichst ausdiskutierte.

Ein besonderer Dank gilt dem Demmler Verlag mit Herrn Dr. Gebhardt und der Verlagsleiterin Frau Dr. Margot Krempien, die mich von der Idee bis zum fertigen Buch freundlich und sehr hilfreich unterstützten.

Dr. Frank Löser, im Juli 2006

Zum Autor

Dr. Frank Löser

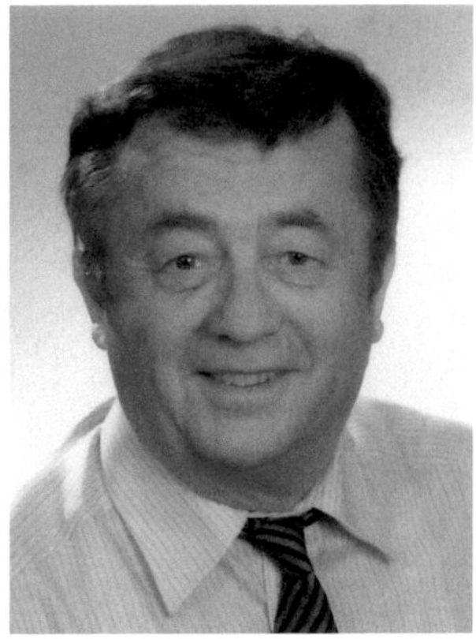

1944 in Lößnitz bei Freiberg/ Sachsen geboren. Nach Schulbesuch Ausbildung zum Gärtner und Besuch der Fachschule für Pflanzenschutz in Halle/ Saale 1963 bis1966. Viele Jahre Mitarbeiter im Pflanzenschutzamt Karl-Marx-Stadt. 1969-1974 Fernstudium zum Dipl.-Agr.-Ing. und anschließend außerplanmäßige Dissertation.

Lebt seit 1984 in Mecklenburg.

Wahlmecklenburger mit Herz und Seele und fühlt sich dennoch mit seiner alten Heimat eng verbunden.

Seit 1990 selbständig im Bereich der Werbeaquise tätig. Er ist verheiratet und hat zwei Kinder. Seine besonderen Hobbys sind das Entdecken und Erkunden der Natur, der Pflanzen- und Tierwelt.

Im Demmler Verlag sind bisher die Sagenbände „Thüringer Wald“, „Weimarer Land“ und „Die Ostseeküste. Von Wismar bis Warnemünde“ erschienen.

Notizen

Notizen